**의사를 선택하는 22가지 방법**

Original Japanese title: BYOIN・ISHA NO TADASHII ERABIKATA

Copyright ⓒ 2023 Zenji Makita
Original Japanese edition published by SHINSEI Publishing Co., Ltd.
Korean translation rights arranged with SHINSEI Publishing Co., Ltd.
through The English Agency (Japan) Ltd. and CHEXXA Literary Agency
Korean translation rights ⓒ 2025 by Thenan Contents Group Co., Ltd.

이 책의 한국어판 저작권은 책사 에이전시를 통한 저작권사와의 독점 계약으로
(주)더난콘텐츠그룹이 소유합니다.
저작권법에 의하여 한국 내에서 보호를 받는 저작물이므로 무단전재와 무단복제를 금합니다.

# 의사를 선택하는 22가지 방법

마키타 젠지 지음　　송수진 옮김 | 장항석 감수

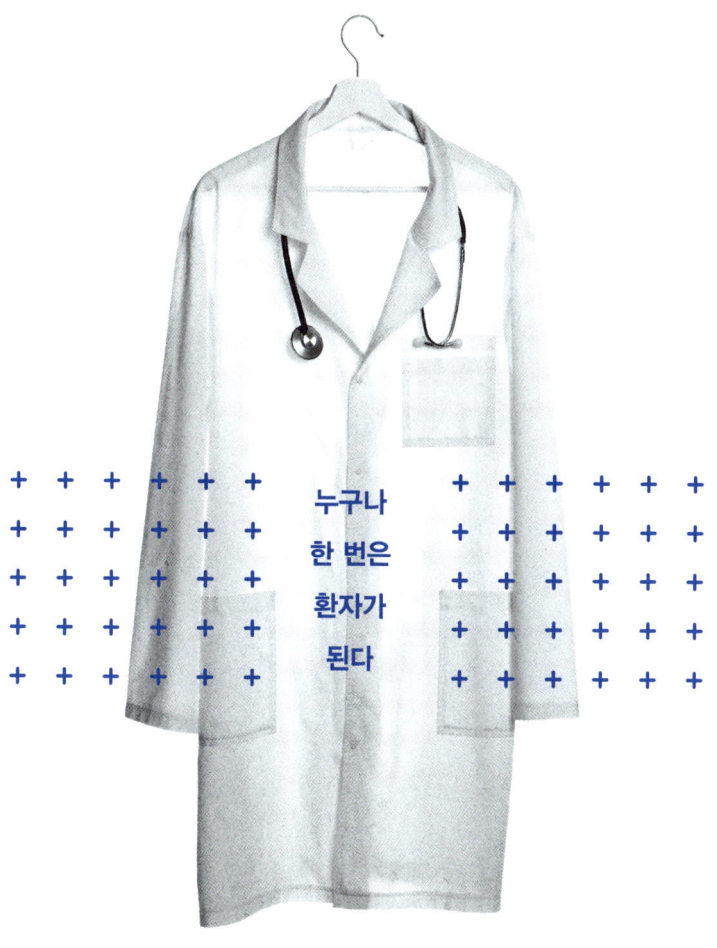

누구나 한 번은 환자가 된다

**THE NAN**
더난콘텐츠

**감수의 글**

# 현명한 환자가 되는 법

의료 시스템은 나라마다 제각기 다르고 장단점이 있기 때문에 어떤 형태의 진료가 가장 우월하다고 섣불리 말할 수는 없다.

미국 전 대통령 오바마의 말을 빌리면, 한국의 의료 시스템은 저비용으로도 의료 접근성이 좋고, 최선의 진료와 첨단 의학의 도입이 용이해서 미국과 같은 선진국에서도 배우고 싶어 하는 시스템으로 인정받고 있다.

하지만 한국의 의료 시스템은 그다지 위중한 병이 아님에도 대학병원이나 대형병원으로 쏠림 현상이 심하고 '의료 쇼핑'이라 불리는 현상까지 있어서, 편리성을 뛰어넘어 전 국민이 첨단 의과학의 발전을 효율적으로 누리는 장점을 발휘하기 힘든 것이 현실이기도 하다.

이 책은 일본의 의료 시스템을 바탕으로 쓴 것이기는 하지만, 적절한 정보 활용법과 일반인들이 알아두면 큰 도움이 될 만한 방법을 알기 쉽게 기술하고 있다. 그리고 치료법을 현명하게 선택하는 방법도 소개한다.

과거 책들이 소위 인기영합을 목적으로 무조건 병원을 가지 말라거나 약을 먹지 말라고 주장하던 방식과 달리, 실제 임상 경험이 풍부한 저자는 약이 필요하면 써야 하고, 수술이 필요하면 당연히 수술해야 한다고 말한다. 다만, 자신의 질병을 치료함에 있어 스스로 조사하고 생각하여 현명한 선택을 하라고 권유한다. 치료의 시작점으로 환자와 함께 해나갈 '의사를 선택하는' 일이 무엇보다 중요하다는 것이다.

책의 내용은 누가 읽어도 비교적 쉽게 이해할 수 있도록 친절한 이야기 방식을 채택하고 다양한 사례를 들어 공감을 불러일으킨다. 자신의 질병을 치유하고자 하는 사람들과 그 가족뿐만 아니라 많은 독자들에게 도움이 될 것이라 믿는다.

2025년 6월
연세대학교 의과대학 외과학교실
장항석

**프롤로그**

# 의사는 내가 직접 찾는다

우리가 살아가면서 의사와 병원을 찾는 순간은 언제일까? 크게 세 가지 경우다.

1. 병에 걸리기 전에 예방하고 싶을 때
2. 가벼운 병에 걸렸을 때
3. 목숨이 오가는 위중한 병에 걸렸을 때

첫 번째는 병에 걸리기 전이므로, 굳이 병원에 가지 않더라도 필요한 정보를 수집해 자신에게 맞는 건강법을 찾아서 잘 실천하면 된다.

두 번째 '가벼운 병'이란 일상적으로 흔히 걸리기 쉬운 감기, 고혈압 혹은 당뇨병 같은 것이다. 이런 경우에는 병원에 가거나, 내버려두거나(아무것도 하지 않는다), 스스로 치료하거나, 세 가지 중에 어느 것을 선택할지 고민한다.

세 번째 '목숨이 오가는 위중한 병'이란 암에 걸리거나 뇌졸중으로 쓰러지거나 심근경색을 일으키는 경우로, 이때는 반드시 병원에 가야 한다.

첫 번째 경우에 필요한 정보는 항간에 차고 넘친다. 건강 관련 잡지나 책을 구독해서 보거나, 텔레비전의 건강 프로그램을 찾아보거나 인터넷을 검색해보면 쉽게 정보를 얻을 수 있다. 정보의 홍수 속에서 어느 것을 믿고 실천할지 취사선택해야 하는 문제가 있지만 적어도 알고 싶은 정보를 얻기는 어렵지 않다.

그런데 두 번째나 세 번째 경우처럼 병원에 가서 의사의 진찰을 받아야 할 때 '어떤 병원이나 의사를 찾아야 하는지, 또 의사를 어떻게 대해야 하는지'와 같은 정보는 대부분 제대로 알지 못한다.

'병에 걸려 빨리 죽지 않는 것'이 무엇보다 중요한데, 구체적으로 말하자면 다음 세 가지를 명심해야 한다.

1. 뇌졸중으로 반신불수가 되지 않는 것
2. 인공투석을 하지 않는 것
3. 치매에 걸리지 않는 것

  몸이 아파 병원에 누워서 지내지 않고, 고통 없이 편안히 살다 죽기 위해서는 위의 세 가지 상황을 반드시 피해야 한다.
  그런데 우리는 건강을 공기처럼 당연한 것으로 여기고, 영원히 살 수 있는 것처럼 착각한다.
  이것은 말도 안 되는 잘못된 생각이다.
  물론 타고난 체질에 따라 병에 잘 걸리는 사람도, 잘 걸리지 않는 사람도 있다. 몸이 건강한 사람도 있고 쉽게 피곤해지는 사람도 있다. 하지만 체질보다 개인의 생각과 선택이 건강에 더 큰 영향을 미친다.
  '사람은 누구나 반드시 언젠가는 죽는다'는 사실을 간과해서는 안 된다.
  죽음과 관련된 '메멘토 모리(memento mori)'라는 말이 있다. 라틴어로 '죽음을 잊지 말라', '죽음을 기억하라'는 뜻이다. 고대 로마의 장군이 승리를 거둔 뒤 개선식, 즉 영광의 한가운데에서 이 말을 외쳤다는 이야기가 있다. 승리에 취해 있을 때도 죽음을 잊지 말라, 오늘은 이겼지만 내일은 어떻게 될지 알 수 없다는 교훈을 주는 말이다.

현대를 살고 있는 우리도 마찬가지다. 50세에 돌연 심근경색으로 세상을 떠나는 사람도 있고, 비교적 간단한 맹장 수술을 받다가 죽는 사람도 있다. 죽음은 언젠가 반드시 모든 사람에게 찾아오고, 그날이 언제 올지는 아무도 알 수 없다.

최선을 다했는데 어쩔 수 없는 경우도 있지만 다른 병원에 갔으면 살 수 있었던 경우도 종종 있다.

모든 병원과 의사의 수준이 같지는 않다. 첨단 장비로 최신 치료를 받을 수 있는 병원이 있는가 하면, 의료기기나 지식을 보강하지 못하는 병원이나 의사도 있다. 어느 병원에서 어느 의사에게 치료받느냐에 따라 생사가 갈리는 일이 실제로 벌어지고 있다.

최선의 치료를 받으려면 아프기 전에 병원과 의사를 잘 찾아두어야 한다. 제대로 된 지식을 가지고 나에게 맞는 병원과 의사를 찾는다면 건강하게 장수할 수 있다.

반대로 병원이나 의사를 잘못 선택하면 건강을 유지하기 어려울 뿐 아니라 최악의 경우에는 건강과 목숨을 잃을 수도 있다.

나는 한 명이라도 더 많은 사람들이 병원이나 의사를 알아볼 때 올바른 정보를 찾고, 자신에게 필요한 치료를 받을 수 있기를 바란다. 그에 도움되는 정보를 전달하고 싶은 마음이, 이 책을 쓰는 원동력이 되었다.

여행을 갈 계획이라면 떠나기 전부터 여행지에 구경거리는 뭐가 있는지, 어떤 맛집이 있는지, 살 만한 기념품은 뭐가 좋을지 부지런히 조사한다. 사전 조사를 얼마나 했는지에 따라 여행의 만족도가 달라진다.

병원과 의사를 찾을 때도 마찬가지다. 아니, 목숨이 걸린 일이니 더욱 필사적으로 정보를 찾아야 한다.

병원에서 검사 결과 대장암이 의심된다고 하면 누구나 눈에 불을 켜고 어느 병원이 좋은지, 어느 의사에게 수술받으면 나을 수 있는지 알아볼 것이다. 하지만 그렇게 해서 좋은 병원이나 의사를 찾는다 해도, 제대로 진찰받는 방법까지 아는 사람은 많지 않다.

많은 사람들이 담당 의사가 추천하는 치료를 받을 수밖에 없다며 의사나 병원을 바꿀 생각을 거의 하지 않는다. 나는 사람들의 이러한 사고방식이 바뀌어야 한다고 생각한다. 충분히 살 수 있는 환자가 죽거나, 치료 후 심각한 부작용이나 후유증에 시달리는 비극을 겪지 않기를 바라기 때문이다.

건강을 지키기 위해서는 환자 스스로 뛰어난 병원이나 의사를 찾을 줄 알아야 한다. 그러기 위해서는 스스로 정보를 찾고 선택할 수 있는 능력이 필요하다. 또한 내가 찾은 병원이나 의사에게 제대로 진료받으려면 어떻게 해야 하는지도 알아야 한다. 이러한 지식이 여러분의 미래를 바꿀 수 있다.

이 책은 뛰어난 병원과 의사를 찾아 적절한 치료를 받을 수 있는 방법을 구체적으로 소개한다. 우리의 삶에서 가장 중요한 정보인 만큼 이 책을 만나 정말 다행이라고 생각한다면 더 바랄 것이 없다.

  그리고 무엇보다 모든 사람들이 건강하게 오래 살 수 있기를 바란다.

마키타 젠지

**일러두기**
이 책은 일본인 의사가 일본의 의료 상황과 시스템을 바탕으로 쓴 것입니다. 우리나라 의료 상황과 맞지 않는 부분이 일부 있을 수 있지만 내용상 필요한 부분은 원서 내용 그대로 실었으며, 우리나라 의료 상황과 비교할 만한 내용은 각주로 추가했습니다.

# 차례

- 감수의 글 | 현명한 환자가 되는 법　　　　　　　　　004
- 프롤로그 | 의사는 내가 직접 찾는다　　　　　　　　　006

## 1장 | 어떤 의사를 선택하느냐에 따라 수명이 달라진다

- 의사를 잘못 선택하면 목숨을 잃을 수도 있다　　　　019
- 병원과 의사를 가까이해야 하는 이유　　　　　　　　022
- 건강검진은 가장 효과적인 예방책이다　　　　　　　　025
- 의사의 정보에 따라 치료 효과가 달라진다　　　　　　028
- 환자에게는 병원과 의사를 선택할 권리가 있다　　　　030

## 2장 | 의사, 아는 만큼 보인다

- 의사를 잘못 선택했을 때 생기는 일　　　　　　　　　035
- 내 목숨을 아무에게나 맡길 수 있는가?　　　　　　　049
- 미국과 유럽은 환자 우선, 일본은 의사 우선　　　　　052

## 3장 | 좋은 병원, 좋은 의사의 조건

- 최신 의료 지식으로 무장한 병원을 찾아라 — 059
- 좋은 의사를 만나서 살아난 사람들 — 061
- 실력 있는 외과의는 단 5%? — 072
- 의대 순위는 의사의 실력과 상관없다 — 075
- '신의 손'이라 불리는 실력이 뛰어난 슈퍼 닥터 — 078
- 유방암 치료는 방사선과 의사가 최고다 — 080

## 4장 | 의사를 찾을 때 그만둬야 할 습관 5

- 의사를 찾을 때 실패하지 않는 방법 — 085
- 그만둬야 할 습관 1 — 088
  가까운 병원부터 찾는다 → 증상에 따른 전문병원을 찾는다
  **칼럼** … 세분화된 전문의 제도가 필요하다 — 092
- 그만둬야 할 습관 2 — 093
  소개받은 병원에 의문을 품지 않는다 → 소개받은 의사도 다시 확인한다
  **칼럼** … 병원은 환자를 거절할 수 없다 — 096
- 그만둬야 할 습관 3 — 097
  의사가 수술하자고 하면 그냥 수술한다 → 다른 의사의 소견도 들어본다
- 그만둬야 할 습관 4 — 102
  의사에게 질문하는 것을 어려워한다 → 잘 대답해주는 의사를 찾는다
- 그만둬야 할 습관 5 — 104
  검사는 굳이 받을 필요 없다 → 검사는 필수다
  **칼럼** … 60세 이후부터는 심근경색, 뇌경색에 대비한다 — 107

## 5장 | 좋은 병원, 좋은 의사를 찾는 구체적인 방법

- 종합병원과 일반병원, 무엇이 최선인가?     113
- 믿을 만한 주치의를 찾는 첫걸음     116
- 치료의 득과 실을 비교한다     120
  - 칼럼 … 병원과 의사를 찾는 검색 기술     123
- 좋은 의사와 병원을 찾을 때 확인해야 할 것     126
  - 칼럼 … 사례 수나 수술 건수를 있는 그대로 받아들이면 안 된다     134
- 동의서에 서명하기 전에 생각해야 할 것     136
- 질문 잘하는 환자가 좋은 의사를 찾는다     138

## 6장 | 의사를 잘 선택하기 위해 '환자력'을 키우자

- 최상의 의료 서비스를 받기 위한 자세     145
- 매년 내 몸 상태를 확인한다     147
- 약과 친구처럼 지내는 법     153
- 의사에게 증상을 정확하게 전달한다     155
- 실력 있는 의사들이 모여드는 곳     158
  - 칼럼 … 눈에 띄지 않지만 중요한 의학 연구     164

## 7장 | 최고의 의료 서비스를 받는 법

- 미국의 환자들이 깐깐하게 의사를 선택하는 이유    169
- 가장 치료를 잘하는 병원 순위    172
- 병원과 의사도 미슐랭 등급이 있다면?    175
- 건강보험제도가 치료를 방해한다    177
- 낡은 방식으로는 건강을 지킬 수 없다    181
- 더 좋은 치료법이 있어도 권하지 않는 의사    185
- 국민건강보험으로는 원하는 진료를 받을 수 없다?    189
- 신약을 바로 이용할 수 없는 딜레마    192
- 대형병원은 의사 마음대로 약을 고를 수 없다    195
- 의사들이 갖춰야 할 직업의식    197
- 슬기로운 전공의 생활    199
- 개업의와 봉직의, 누가 더 경쟁력 있을까?    202
- 몸도 마음도 지친 의사는 피하라    205

- 에필로그 | 환자를 살리고 싶은 의사    208

# 1장

## 어떤 의사를 선택하느냐에 따라 수명이 달라진다

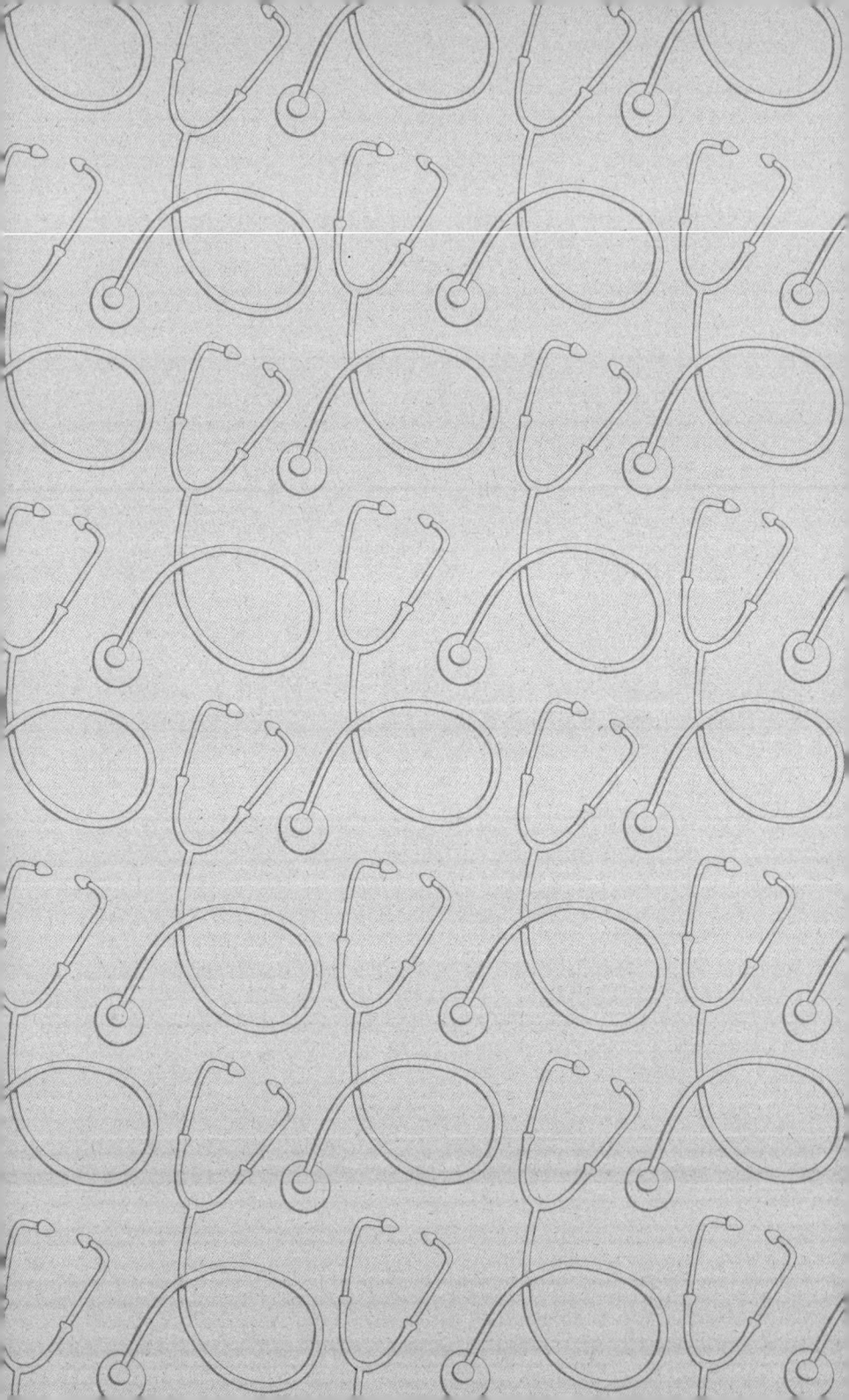

## 의사를 잘못 선택하면 목숨을 잃을 수도 있다

믿고 싶지 않겠지만 의사의 실수로 목숨을 잃는 일이 실제로 벌어지고 있다. 폐암 같은 위중한 병에 걸려 수술을 받기로 했을 때, 의사의 실수로 목숨을 잃을 위험이 '제로(0)'라고 할 수는 없다.

사람들은 자신이 암에 걸릴 거라는 상상을 하지 못한다. 하지만 현재 일본 국민의 절반가량은 암에 걸릴 가능성이 있다. 수많은 질병 중에 가장 흔한 것이 암이다. 〈2019년 전국 암 등록〉(후생노동성 국립암연구센터)에 따르면 새로 암 진단을 받은 환자의 수는 대략 100만 명이나 된다. 1년 동안 100만 명이 암에 걸린 것이다.

또한 일본인의 사망 원인 1위는 1981년 이후 줄곧 암(악성 신생물)이 차지하고 있으며, 〈2021년 인구동태통계〉(후생노동성)에 따르면 그 비율은 26.5%로 대략 38만 명에 이른다.(2023년 통계청 자료에 따르면 한국인의 사망 원인 1위도 암으로, 전체 사망자의 24.2%를 차지한다.) 즉, 네 명 중 한 명이 암으로 세상을 떠난 셈이다.

그렇다면 의료 과실로 인한 사망률은 어떨까? 대부분 그다지 높지 않을 거라고 생각한다.

미국인의 사망 원인을 조사한 논문에 따르면 의료 과실이 3위에 올랐다. 그 수는 대략 25만 명에 달한다. 의료 과실은 드러나지 않는 경우가 더 많다는 것을 감안하면 이 수치는 빙산의 일각에 지나지 않을지도 모른다.

조사를 통해 의료 과실이 공식적으로 인정된 건수만 적용한 것인데도 사망 원인 3위라는 사실은 아주 무서운 일이다.

이러한 현상은 미국만의 이야기가 아니다. 일본도 비슷한 상황이다. 아니, 어쩌면 더 심각할 수도 있다. 유감스럽게도 일본에서 공개된 의료 과실은 그야말로 빙산의 일각에 불과하기 때문이다.

의사들은 사망진단서를 작성할 때 절대 '의료 과실'이라고 적지 않는다. 폐암 수술 중에 의사의 실수로 환자가 사망해도 의사들은 사인란에 '폐암'이라고 적는다.

어떤 의사도 자신의 의료 과실을 인정하지 않는다. 하지만 실수는 언제든 벌어질 수 있다. 의료 과실로 세상을 떠나는 사람이 우리가 생각하는 것 이상으로 많다. 의사로서 꺼내기 힘든 말이지만 이는 명백한 사실이다.

## 병원과 의사를
## 가까이해야 하는 이유

　의료 과실은 차치하더라도 병원이나 의사에게 좋은 인상을 갖고 있는 사람들은 많지 않다. 웬만해서는 병원에 가고 싶지 않다고 말하는 사람들이 대부분이다. 병원에 가면 부정적인 이야기를 듣게 되니 결국 기분이 안 좋아지기 때문이다.

　당뇨병 환자가 병원에 가면 의사는 당질 제한 치료를 권하면서 "칼로리를 제한하세요", "탄수화물을 줄이세요", "단 음식은 피하세요"라고 말한다. 이뿐만 아니라 "염분을 줄이세요", "운동하세요"라며 생활 습관을 고치라고 한다. 병을 예방하거나 개선하려면 당연히 그렇게 해야 하는데도 환자에게는 일상을 제한하는 잔소리로 들린다.

　병원에 가기 싫어하는 사람들의 마음은 이해하지만 의사를 피할 수만은 없는 것이 현실이다.

　감기에 걸려 고열이 나거나 허리나 무릎, 어깨가 아프거나 몸에 이상 증상이 나타나면 반드시 병원에 가야 한다.

　초기 감기처럼 증상이 가벼운 경우에는 한숨 푹 자고 일어나거나 약국에서 약을 사 먹고 상태가 좋아질 수도 있다. 또한 허리나 어깨가 아플 때는 병원이 아닌 체형 교정을 위한 마사지를 받거나 한의원에 가서 침을 맞고 나아질 수도 있다.

　하지만 약이나 마사지, 침으로도 낫지 않을 때는 반드시 병원에 가서 진찰을 받아야 한다.

　특히 암이 발견되거나 뇌졸중으로 쓰러지는 심각한 병에 걸렸을 때는 반드시 병원에 가서 치료받아야 한다. 이런 경우에는 더더욱 병원이나 의사를 피할 수 없다.

　갑자기 뇌경색이 발병했을 때 1초라도 빨리 병원을 찾아 적절한 치료를 받으면 마비 같은 후유증 없이 완전히 나을 수 있다.

　이 상황에서 당신의 미래를 좌우할 두 가지 핵심 포인트가 있다.

- 초기 증상이 나타났을 때 바로 구급차를 부른다.
- 뇌경색 치료 경험이 풍부한, 고도의 혈관 내 치료를 할 수 있는 병원으로 옮겨달라고 한다.

이는 사전 지식이 있어야 가능하다. 긴급 상황에서 구체적으로 취해야 할 행동을 사전에 익혀두는 것이 매우 중요한데, 우려스럽게도 대부분의 사람들이 잘 모른다.

아무리 병원에 가기 싫어도 살다 보면 피할 수 없는 상황이 온다. 많은 사람들이 간과하고 있지만 병원이나 의사에 대한 지식은 우리의 목숨과 건강을 좌우할 만큼 중요하다.

## 건강검진은 가장 효과적인 예방책이다

건강검진의 중요성을 적극적으로 알리는 데는 이유가 있다. 대장 검사를 권해도 완강히 거부하던 한 여성 환자가 증상이 나타나고서야 뒤늦게 검사했더니 이미 대장암 말기였다. 이런 일이 일어나지 않도록 미리 검사받기를 바란다.

암으로 인한 사망 중 여성의 경우 가장 비율이 높은 것이 대장암이다. 이는 여성들의 대장내시경 검사 비율이 현저히 낮기 때문이다.

정기적으로 대장내시경 검사를 받으면 암을 조기에 발견할 수 있고, 용종은 검사하는 과정에서 바로 절제할 수 있다. 조금 진행된 암이라 해도 최근에는 복부를 크게 절개하지 않고 제거할 수 있기 때문에 이전에 비하면 부담도 크게 줄었다.

그런데도 여성들의 대장내시경 검사율이 매우 낮다. 복통 같은 증상이 나타난 뒤에야 검사를 받는 사람들이 많다. 이런 경우 대부분 암이 상당히 진행되어 치료하기 어렵다.

나는 환자들에게 대장내시경 검사를 적극 추천하는데, 여성들은 대부분 검사를 꺼린다. 검사할 때 항문으로 내시경 카메라를 집어넣는 것을 부담스러워하는 것 같다. 또한 대장내시경 검사를 받으려면 검사 전 2리터나 되는 관장약을 마시고 장을 깨끗이 비워야 한다. 이 준비 과정이 쉽지 않다. 이것도 대장내시경 검사를 꺼리는 이유 중 하나다.

앞서 소개한 환자도 검사를 차일피일 미루는 사이 배에 통증이 와서 결국 대장내시경 검사를 하게 되었다. 검사 결과, 이미 대장암이 상당히 진행되었고 전이까지 된 상태였다. 병원에서는 "유감스럽지만 앞으로 반년 정도밖에 살지 못합니다"라고 말했다고 한다.

이 환자는 "선생님 말씀을 들었으면 이런 일은 없었을 텐데"라며 매우 후회했다. 그리고 "저 같은 사람이 다시는 없도록 환자들에게 검사를 꼭 받으라고 해주세요"라고 당부했다.

그 뒤로는 당뇨병으로 치료를 받으러 온 환자들에게 끈질기게 대장내시경 검사를 권한다. 수면 마취를 하면 전혀 아프지 않다.

위내시경 검사는 매년, 대장내시경 검사는 용종이 있으면 매년, 없으면 2~3년에 한 번 받으면 좋다. 최근에는 위나 대장 내시경에 AI 기능이 더해져 아주 작은 암이나 용종도 발견할 수 있다. 최신 내시경으로 정기검진을 받고 조기에 병을 발견하는 것이 생명을 지키는 열쇠다.

이것을 아는 사람과 모르는 사람은 검사를 받아들이는 자세에서 차이가 난다. 건강하게 오래오래 살려면 필요한 검사를 제때 받아야 한다.

## 의사의 정보에 따라
## 치료 효과가 달라진다

　우리는 정보의 바다에 살고 있다. 특히 어느 레스토랑이 맛있는지, 어디로 놀러 가면 좋은지와 같이 놀고 먹는 것과 관련된 정보에 주목한다.

　하지만 실제로 우리에게 중요한 건 의료 정보다.

　병원이나 의사를 제대로 찾는 가장 중요한 포인트는 최신 의료에 대한 올바른 지식과 정보를 얻는 것이다. 그 지식이 우리의 생명을 지켜줄 수 있다.

　나는 지금까지 80여 권의 책을 냈다. 그중에서 가장 많이 팔린 책은《식사가 잘못됐습니다》로, 80만 부 이상 팔린 베스트

셀러다. 이 책은 건강한 식사에 관한 최신 정보를 소개하고 있다. 다른 나라에서는 이미 상식으로 통하는 정보이지만 일본에는 처음 알려지면서 큰 반향을 일으켰다.

치료를 중심으로 한 의료 정보도 마찬가지다. 우리의 목숨과 관련된 중요한 의료기술은 전 세계적으로 굉장한 기세로 진보하고 있다.

이를테면 예전에는 위암에 걸리면 복부를 크게 가르고 암을 제거한 뒤 상처를 꿰매는 수술이 일반적이었다. 지금은 환자에게 부담이 적은 복강경 수술이 늘었고, 다빈치라는 수술 지원 로봇도 등장해 배를 가르지 않고 복부에 작은 구멍을 뚫어 암을 제거할 수 있다.

개복수술에 비해 환자의 몸에 부담이 적고, 수술 후 통증도 적어 입원 기간도 대폭 단축된다. 절개한 부위가 작아서 빨리 아물고 수술 자국도 크게 남지 않는다.

최신 의료 정보를 얼마나 아느냐에 따라 수술 후 생활의 질이 크게 달라지고, 때론 생사를 가르기도 한다.

## 환자에게는 병원과 의사를 선택할 권리가 있다

　나는 기회가 있을 때마다 환자들에게 병원이나 의사를 잘 고르는 게 얼마나 중요한지 이야기하는데, 그때마다 다들 어리둥절해한다.

　"환자가 병원이나 의사를 골라도 될까요?"
　"명의에게만 환자들이 몰리면 그것도 문제 아닌가요?"
　"아직 젊고 경험이 적은 의사에게도 진료할 기회를 줘야 하지 않을까요?"

다른 사람을 배려하는 마음은 알겠으나 병에 걸렸다면 그런 생각을 버려야 한다.

자신의 건강을 최우선으로 생각하고, 가장 좋은 치료를 받으려면 어떤 병원과 의사를 택해야 할지 결정해야 한다.

수술은 목숨이 걸린 일이다. 그런 상황이라면 자기 자신만 생각해야 한다.

물론 모든 사람들이 최고의 명의에게 진료받을 수 있는 건 아니다. 내가 말하는 명의란 저명한 의사를 말하는 게 아니다. 동네 병원에도 실력이 뛰어난 명의가 있다.

숨겨진 명의를 찾는 방법도 앞으로 자세히 소개할 것이다.

# 2장

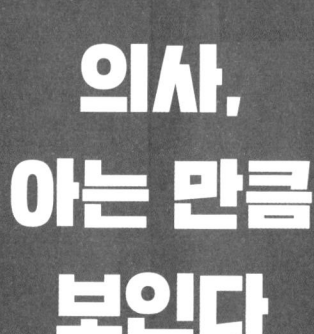

# 의사, 아는 만큼 보인다

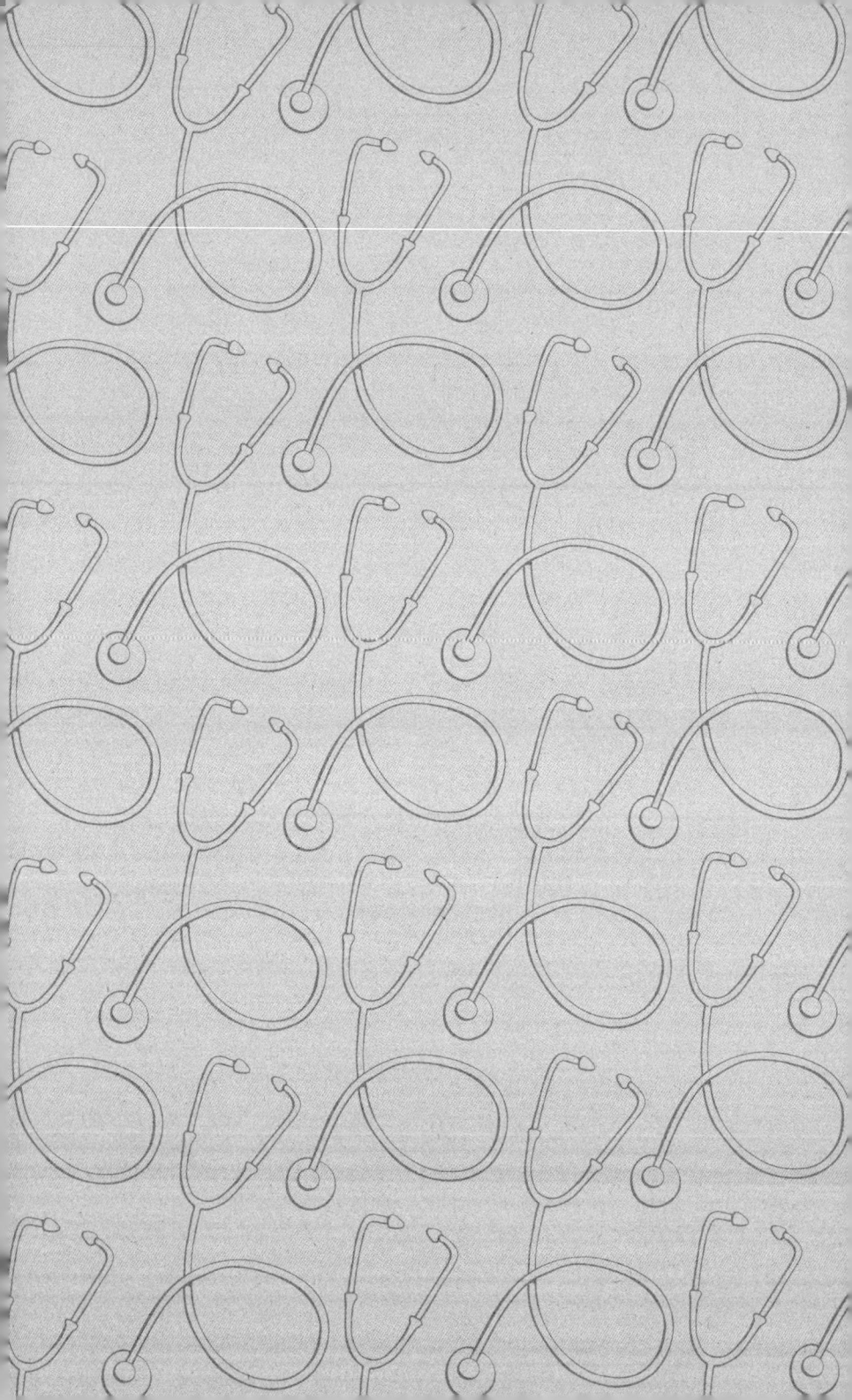

## 의사를 잘못 선택했을 때 생기는 일

이번에는 실제 일어났던 사례를 통해 환자들이 병원이나 의사를 싫어할 수밖에 없는 이유를 살펴보자. 우리 병원에 다니는 환자들한테 들은 이야기인데, 의사의 입장에서도 분개할 만하다. 물론 일본의 의료 시스템에 문제가 있는 부분도 있다.

### 질문에 대답해주지 않는 의사

최신 장비와 전문의를 갖춘 대학병원의 안과를 찾은 환자는

30대쯤 되어 보이는 젊은 의사한테 진료를 받았다.

환자는 2시간 가까이 기다린 끝에 의사를 만났는데, 이해되지 않는 부분이 있어 질문했더니 의사가 대뜸 "질문을 하고 싶으시면 다른 병원으로 가시는 게 어떨까요?"라고 말했다고 한다. 환자는 화가 나서 다시는 그 대학병원에 가지 않기로 결심했다. 어떤 마음인지 이해할 만하다.

의료계에는 '사전 동의(informed consent)'라는 말이 있다. '충분한 설명을 듣고 납득했다', '설명에 동의했다'라는 뜻이다.

의료 종사자들은 환자에게 병의 상태나 치료 방식, 검사에 대해 충분히 설명하고, 환자는 궁금한 점이 있으면 질문해서 내용을 충분히 이해하고 나면 그 의료 행위에 동의한다.

이는 모든 의료 행위에서 필요한 절차다. 위의 의사는 환자의 질문을 무시하고, 설명에 대한 책임도 다하지 않았다.

환자가 이상한 의사를 만나기도 했지만, 유감스럽게도 이런 의사가 드물다고 할 수는 없다.

### 한 병원에서는 수술해야 한다는데, 다른 병원에서는 안 해도 된다고 한다

한 환자가 코막힘이 심해 이비인후과를 찾았는데, "축농증이 심해 즉시 수술을 해야 한다"고 들었다.

갑작스러운 수술 제안에 환자는 다른 병원에도 가보았다. 그랬더니 그곳에서는 "수술이라고요? 안 해도 됩니다"라고 말했다고 한다.

반대의 경우도 있다. 평소 다니던 병원에서는 CT 검사를 받은 적이 없고, 받으라는 말을 들은 적도 없던 환자가 우리 병원에 와서 CT 검사를 받고 암을 발견한 경우가 꽤 있다.

우리 병원에 다니는 환자에게는 매년 흉부와 복부 CT, 위내시경 검사를, 대장내시경 검사는 용종이 없으면 2~3년에 한 번은 꼭 받으라고 권한다. 정기적으로 검사를 받으면 암을 조기에 발견할 수 있고, 심근경색으로 돌연 사망하는 일이 현저히 줄어든다.

우리 병원에 다니는 환자들은 대부분 당뇨병 환자다. 당뇨병 환자는 당뇨병으로 인한 합병증이 위험하다. 암이나 심근경색, 뇌졸중에 걸릴 가능성이 일반인보다 매우 높아서 수명이 평균보다 10년 정도 짧다.

따라서 당뇨병이 있는 사람은 혈당 조절과 약을 챙겨 먹는 것도 중요하지만 암이나 심근경색, 뇌경색을 정기적으로 검사하고 발 빠르게 대응해야 한다. 누구에게든 예외 없이 조기 발견을 위한 검사를 권한다.

하지만 모든 의사가 나처럼 검사를 권하지는 않는다. 환자에게 필요한 검사나 치료를 적절히 선택할 줄 모르는 의사들도 많다.

## 대장내시경 검사를 받다가 대장에 구멍이 생겼다

병원에서 검사를 받고 화를 당한 환자도 있다.

환자는 내시경검사로 유명한 동네 병원을 찾았다. 환자는 당연히 그 병원의 유명한 의사가 검사할 줄 알았는데, 실제 검사는 다른 의사가 했다고 한다.

환자는 유명한 의사에게 검사받고 싶었지만, 말할 용기가 나지 않아 사전 설명에 동의하고 검사를 받았다. 그런데 검사를 받은 뒤, 배가 너무 아파 그 자리에서 움직일 수가 없었다.

그 병원에서는 대처할 수 없는 상황이라 결국 구급차를 불러 대학병원으로 이송되었다. 대학병원에서 검사해보니 대장내시경 검사 중 장에 구멍이 뚫렸다고 한다.

대학병원에서 응급수술을 받았지만 결국 인공 항문을 달게 되었다.

환자는 내시경검사를 한 병원에 찾아가 담당 의사를 만났는데, 그 의사는 전혀 미안해하지도 않고 "제가 장에 구멍을 낸 환자는 환자분을 포함해 두 명뿐입니다"라고 말했다고 한다.

너무 화가 난 환자는 변호사를 찾아갔지만 "유감스럽게도, 의사를 상대로 재판해서 이기기는 힘듭니다"라고 했다.

이번 사례처럼 대장내시경 검사 중 장에 구멍이 생기는 중대한 의료사고가 종종 있다. 따라서 무조건 실력 있는 의사에게 검사받아야 한다.

이 환자는 얼마 후 인공 항문을 떼어내고 정상적인 생활을 할 수 있게 되었다. 하지만 환자 입장에서 잠시라도 인공 항문을 달았던 일은 매우 괴로운 경험이었다.

## 의료 과실로 신장을 잃었다

신장병을 앓던 40대 환자는 요로결석 수술로 신장을 잃었다.

몇 년 전 요로결석에 걸렸는데, 이것저것 해봐도 결석이 배출되지 않아 결국 대학병원에서 수술을 받았다.

그런데 수술을 담당한 의사가 실수로 요로를 잘라버렸다. 요로가 손상되면 신장에서 만들어진 오줌이 체내로 흘러들어간다. 그것을 방지하기 위해서는 손상된 요로 쪽 신장을 절제할 수밖에 없다.

그 환자는 어쩔 수 없이 오른쪽 신장을 절제했다. 명백한 의료 과실이지만 고소하지는 않았다고 한다.

그 뒤 신장이 하나만 남았기 때문에 신장 기능이 저하되었고, 크레아티닌 수치가 1.5mg/dL 전후가 되면서 신부전에 걸렸다. 앞날이 걱정된 환자는 "앞으로 어떻게 하면 좋을까요?"라며 우리 병원을 찾아왔다.

나는 크레아티닌 수치가 4mg/dL 이하인 환자는 인공투석을 하지 않고 치료한다. 하지만 크레아티닌 수치가 2mg/dL가 되면 비급여 진료에서만 처방 가능한 약을 복용해야 한다. 이 환자는 아직 그 정도 수치는 아니다. 그래서 "수치가 올라가면 우리 병원으로 오세요. 인공투석을 하지 않고 치료해드릴게요"라고 말했다. 현재 환자는 수술한 병원이 아닌 다른 병원에 다니며 신장 치료를 계속 받고 있다.

## 백내장 수술을 했다가 실명했다

백내장은 눈 안에 있는 수정체가 혼탁해져 시야가 흐려지거나 뿌옇게 보이고, 사물이 두 개로 겹쳐 보이는 것 같은 눈부심에 시달리는 눈 질환이다.

희귀병이 아니라 나이가 들면 많이 걸리는 질병이다. 안약으로는 진행을 억제할 뿐이기에 결국 수술이 필요하다.

비교적 간단한 수술이기 때문에 수술받는 사람도 적지 않다.

하지만 우리 병원에 다니는 한 환자는 대학병원에서 백내장 수술을 받았다가 수술을 담당한 젊은 의사의 실수로 거의 실명 상태에 빠져 지팡이 신세를 지게 되었다.

이 환자는 완전히 낙심했고 결국 우울증까지 찾아와 정신적으로도 피폐해지고 말았다.

환자의 부인은 앞이 보이지 않는 남편을 돌보기 힘들어지자, 결국 남편을 노인시설에 보냈다.

너무 가슴 아픈 이야기다.

이런 일을 겪지 않기 위해서라도 좋은 병원과 의사를 찾는 일은 중요하다. 미래를 바꿀 수 있기 때문이다.

### 알부민뇨 검사를 해달라고 했더니 의사가 화를 냈다

당뇨병을 앓던 70대 환자는 몸 상태가 안 좋은 걸 느끼고 가까운 내과를 찾아 나이 많은 의사에게 진찰을 받던 중 매우 불쾌한 경험을 했다.

환자는 내가 쓴 책에서 신장은 알부민뇨 검사가 중요하다는 내용을 읽고 그 검사를 받으러 내과에 갔다.

의사는 진료하기 귀찮다는 듯 뭐하러 왔느냐는 식의 태도를 보였다. 게다가 알부민뇨 검사를 받고 싶다고 하자 그 의사는

"누가 그런 검사를 받으라고 합니까?", "그 검사를 받고 싶으면 다른 병원으로 가세요"라며 갑자기 화를 냈다고 한다.

환자는 신장 검사에 대해 아무것도 모르는 의사라고 생각하고 다른 병원으로 갔다.

## 신장병 때문에 내 인생은 절망적이라고 했다

세 살 때부터 신장이 안 좋아 오랫동안 대학병원에서 진료를 받아온 환자가 있다. 당시 신장병은 고칠 수 없는 병으로 여겨져 안정을 취하는 것 외에 달리 치료법이 없었다. 초등학교와 중학교 때도 체육 시간에는 늘 벤치에 앉아 구경만 하는 신세였다.

고등학교 입시를 치를 때 해당 학교의 보건 선생님과 따로 면담했다. 선생님은 "요단백 수치가 높은 걸 보니 신장병이구나. 신장병은 고칠 수가 없으니 나중에 인공투석을 해야 할 거야. 남들처럼 회사 취업도 힘들 거고. 네 미래는 절망적이구나"라며 남 이야기하듯 차갑게 말해 그 자리에서 울고 싶었다고 한다.

그리고 원하던 고등학교에는 떨어졌다. 성적은 자신 있었는데 신장병 때문에 떨어진 거라고 생각하니 보건 선생님이 원망스러웠다고 한다. 그래도 시간이 흘러 신장병에 좋은 약이 개발되어, 현재는 요단백 수치도 정상으로 돌아오고 신장병도 말끔히 나았다.

이처럼 의료기술은 항상 발전하고 있다. 지금은 고칠 수 없는 병이라도 미래에 그 병을 고칠 수 있는 약이나 치료법이 개발될 수도 있다. 보건 선생님처럼 기본 상식도 없이 환자에게 상처 주는 말을 내뱉는 사람이 있다는 건 굉장히 유감이다.

## 환자에게도, 병원에도 민폐인 갑질 의사

도쿄의 유명한 병원에서 실제 있었던 일이다.

심장 카테터(가느다란 유도관) 삽입술을 전담하는 40대 순환기내과 의사의 이야기다. 심근경색을 예방하기 위해 심장 혈관이 막히지 않도록 카테터를 이용해 스텐트(금속망)라는 기구를 삽입하는 시술을 하려면 전문적인 기술이 필요하다.

그 의사의 수술 실력은 나쁘지 않았지만 사소한 일로 간호사나 직원들에게 소리를 질러댔다. 참다 못한 직원들은 직접 병원장을 찾아가 의사의 행태를 호소했다.

직원들의 이야기를 들은 병원장은 심각성을 깨닫고 해당 의사를 원장실로 불러 "직원들의 원성이 높습니다. 다른 병원으로 옮겨주세요"라고 단호하게 말했다.

그러자 의사는 미친 듯이 화를 내며 병원장을 부당해고로 고소했다. 이 일로 병원을 그만두기는커녕 아예 눌러앉아 버렸다.

일본에서도 상위 클래스에 속하는 병원이기에 그 소속 의사라는 사실만으로도 사회적 지위를 인정받을 수 있었다. 의사의 수술 실력은 뛰어나다고 할 만한 수준이 아니었다. 하지만 사람들은 의사의 실력 따위는 알 수 없고, 그 병원의 의사라는 이유 하나만으로 추켜세운다.

자신의 실력이 아니라 일류 병원에 소속되어 있다는 사실이 그 의사의 자랑인 셈이다. 그 의사가 자기 발로 그 병원을 나오는 일은 없을 것이다. 무슨 수를 써서라도 그 병원에 있고 싶을 테니 말이다.

재판 1심에서는 병원 측이 승소했다. 당연한 결과다. 법원도 그 의사가 병원 측에서 퇴직을 권고할 만한 갑질을 했다고 판단한 것이다.

하지만 의사는 항소했고, 고등법원에서는 화해를 권고했다. 결국 의사는 병원 측에 사과하고 병원을 떠났다.

### 경험을 쌓기 위해 불필요한 치료를 한다

이 병원에는 이상한 의사가 한 명 더 있었다. 같은 순환기내과 의사는 젊은 의사들이 실력을 쌓을 수 있도록 카테터 시술이 필요하지 않은 환자에게도 시술을 권했다.

이 병원에서 시술을 권유받은 환자가 다른 병원에 가서 의사에게 물었을 때는 "지금 상태로는 굳이 스텐트를 삽입하지 않아도 됩니다"라는 말을 들었다고 한다.

이 문제의 의사는 환자들에게 "관상동맥이 협착되어 있으니 서둘러 스텐트를 삽입하는 게 좋습니다"라고 권한다.

환자들은 의사의 말을 있는 그대로 믿고 당연히 그 의사가 시술해줄 거라고 생각하지만, 실제 시술은 다른 젊은 의사가 하는 경우가 많았다.

그 의사는 경험이 적은 젊은 의사들에게 스텐트 시술 경험을 쌓아주기 위해 환자를 찾는다는 것이다.

해당 의사는 이외에도 다양한 문제를 일으켰다. 나도 그 의사와 전화 통화를 한 적이 있는데 굉장히 거만해서 불쾌했던 기억이 있다. 환자뿐만 아니라 외부 사람을 대하는 태도도 좋지 않은 사람이었다.

그 의사는 병원을 그만두고 다른 지역의 조금 큰 병원으로 옮겼지만, 거기에서도 문제를 일으켜 퇴직하고 지금은 작은 병원에서 일하고 있다.

어디를 가든 문제가 끊이지 않는 의사는 반드시 피해야 한다.

## 대학병원에서 10시간을 기다렸다

일반적으로 대학병원이나 대형병원은 대기 시간이 길다.

폐암이 발견된 환자를 대학병원에 소개해준 적이 있다. 환자는 빨리 진료받고 싶어서 아침 8시에 병원에 갔지만, 진찰받은 건 저녁 6시였다고 한다.

접수 당시, 외래 수간호사가 "일본에서 대기 시간이 가장 긴 선생님이시니 각오하고 기다리세요"라고 말했다고 한다. 그 말을 들었기에 환자도 대기 시간이 길 거라고 예상은 했지만, 그렇게 오래 기다릴 줄은 꿈에도 몰랐다.

폐암 수술로는 일본에서 손에 꼽히는 의사이기에 환자는 긴 대기 시간을 받아들일 수밖에 없었다.

환자도 힘들지만, 의사 역시 아침 8시부터 밤 8시가 넘어서까지 점심시간도 반납하고 종일 외래환자를 봐야 한다. 수술 실적이 많은 의사일수록 진료받고 싶어 하는 환자들이 몰려들어 대기 시간이 길다.

이런 경우에는 기다리는 수밖에 없다.

## 위암 수술을 받다가 돌아가셨다

한 환자의 어머니는 위암 수술을 받았는데, 수술 후에 의사가 "돌아가셨습니다"라고 말했다고 한다. 그때 마음속으로는 의료 과실로 돌아가셨다고 생각했지만 소송은 하지 않았다.

수술 중에 환자가 사망하는 것은 드문 일이 아니다. 수술 중 출혈이 심해 안타까운 결과가 벌어지는 것은 어느 정도 어쩔 수 없는 일이다. 해당 의사를 소송한다 해도 현실적으로 처벌하기는 쉽지 않다.

왜냐하면 단지 '기술이 미숙하다'는 이유로 처벌할 수는 없기 때문이다.

이제 막 의사 면허를 딴 외과의사는 당연히 수술이 서투르다. 그래서 작은 실수를 하는 경우도 많다. 실수를 반복하면서 훌륭한 외과의사로 성장한다. 어느 정도의 위험이나 실수는 감수할 수밖에 없는 일이다.

가족이나 본인이 수술받게 되면 적어도 그 병원에서 가장 실력이 뛰어난 의사에게 수술받아야 한다. "어떻게 그런 말을 해요?", "그런 말을 하면 병원에서 싫어하지 않을까요?"와 같은 생각은 버려야 한다.

다른 일도 아니고 수술이나 위험한 검사는 목숨이 걸린 일이다. 누구에게나 좋은 사람이 되려는 생각이 본인과 가족의 생명을 위험에 빠뜨릴 수 있다. 목숨과 직결되는 일이니, 본인이 원하는 바를 분명히 전달해야 한다.

## 내 목숨을 아무에게나 맡길 수 있는가?

이 책을 읽는 사람 중에도 병원이나 의사를 싫어하는 사람들이 적지 않을 것이다.

그 이유는 무엇일까?

내 경험으로 보면 남성이 여성보다 병원이나 의사를 더 혐오하는 것 같다. 환자에게 병원이나 의사를 싫어하는 이유를 물어보면 '이것도 하지 말라, 저것도 하지 말라며 행동을 제한하기 때문'이라는 답변이 가장 많다. 이를테면 "술을 끊으세요", "식단을 바꾸세요"와 같이 명령하는 듯한 말을 듣기 싫다는 것이다.

이외에도 '대기 시간이 너무 길다', '병원에 가면 없던 병도 옮을 것 같다', '의사의 태도 때문에 불쾌했던 적이 있다'와 같은 이유도 있다. 어떤 기분인지 알 것 같다.

내가 어렸을 때 건축 관련 작은 회사를 운영하던 삼촌이 이런 말을 했다. "의사들은 죄다 맘에 안 들어."

대단하지도 않으면서 선생이랍시고 잘난 척하는 게 꼴 보기 싫다는 것이 이유였다. "난 사장이지만 여기저기 머리 조아리며 힘들게 회사를 꾸려가고 있는데, 의사들은 잘난 척하면서 편하게 돈 벌잖아. 그것도 많이. 의사 자격증 하나로 인생이 저렇게 편해지는구나." 이렇게 생각하는 것이다.

그 말이 맞을지도 모른다. 병원에 가면 의사들은 잘난 척하며 위에서 내려다보듯이 환자들을 본다. 어떤 환자가 나한테 이런 말을 한 적이 있다.

"의사와 스님은 세상에서 제일 편하게 돈 버는 직업인 것 같아요. 보통 물건을 팔고 돈을 받으면 손님에게 고개를 숙이며 감사하다고 말하죠. 그런데 의사와 스님은 돈을 내는 쪽이 감사하다며 머리를 숙이잖아요. 이보다 좋은 직업은 없을 거예요."

이것도 의사를 싫어하는 이유 중 하나일지 모른다.

의사는 우리에게 가장 소중한 목숨을 맡기는 상대이다 보니 아무래도 고분고분할 수밖에 없다. 환자들은 의사에게 잘못했다가 혹시라도 '병을 고쳐주지 않으면 어쩌지?'라는 생각을 무

의식중에 하게 된다.

그 부분이 환자의 약점이자 의사의 강점이기도 하다.

대부분 속으로는 의사를 싫어해도 겉으로는 겸손하게 "감사합니다"라고 말한다. 바꿔 말하면, 의사에게 진심으로 감사해하고 존경하는 사람은 적다는 이야기다.

## 미국과 유럽은 환자 우선, 일본은 의사 우선

　20여 년 전 구루메대학 교수였을 때, 4개월 동안 미국과 유럽 대학으로 연수를 다녀온 적이 있다. 그 연수를 통해 많은 것을 배움과 동시에 놀라운 경험을 했다.

　미국이나 유럽에서는 환자가 스스로 병원이나 의사를 선택한다. 국민 누구나 같은 의료를 굉장히 저렴한 비용으로 받을 수 있는 국민건강보험제도를 갖춘 일본과는 다른 모습이다.

　미국에서 좋은 병원이나 의사한테 진료받으려면 돈이 많이 들기 때문에 환자 본인의 부담을 덜기 위해 민간의료보험에 가입한다. 가입한 보험에 따라 받을 수 있는 의료 서비스도 천차

만별이다. 한편 수준 높은 의료 서비스를 제공하는 병원에는 환자들이 많이 찾아올 것이고, 인기가 높아지면 의료비를 높게 책정할 수도 있다.

그 결과 미국이나 유럽에서는 의사의 입장이 아닌 환자의 입장에서 의료 서비스가 제공된다. 의사들은 환자들의 선택을 받기 위해 쉴 새 없이 공부하고, 환자와 좋은 관계를 유지하려고 노력한다.

그 첫걸음으로 '의사는 기본적인 커뮤니케이션 기술을 갖춰야 한다'. 이는 '환자에게 어떤 치료를 하는지' 알기 쉽게 설명하고 이해시키기 위해 매우 중요한 능력이다.

또한 미국은 소송 사회이기 때문에 의료에 불만이 있거나 실수를 했을 경우 환자가 의사를 상대로 소송을 제기하기도 쉽다. 소송을 피하기 위해서라도 치료법에 대한 설명을 잘해야 한다.

또한 의사들은 환자의 선택을 받기 위해 의료기술을 꾸준히 연마해야 한다.

환자를 우선적으로 생각하는 미국과 달리 일본은 의사가 환자 위에 있는 느낌이다.

환자는 의사에게 모든 걸 맡기는 게 당연하고 "선생님이 하라는 대로 하면 되겠지"라는 식으로 자신의 병이나 치료법에 대해 적극적으로 알려고 하지 않는 사람들이 대부분이다. '내가 말하는 게 진리'라는 생각을 가진 의사들도 적지 않다.

일본 의사들이 환자에게 치료에 대해 충분히 설명하지 않는 이유는 의사의 커뮤니케이션 능력이 떨어지기 때문이다.

## 의사들에게 부족한 '커뮤니케이션 기술'

해외 연수를 마치고 돌아온 뒤, 구루메대학 의학부 학생들에게 보다 나은 의료를 위한 기술과 환자에게 신뢰받는 의사의 역량을 가르치기로 마음먹었다. 특히 중요하게 여긴 것이 바로 커뮤니케이션 기술이다.

미국이나 유럽에서는 의학부에 입학하면 기초과정에서 커뮤니케이션 기술을 가르친다. 하지만 일본 의학부에는 그런 수업 자체가 없다. 일본 의사들의 커뮤니케이션 기술이 뒤떨어진 결정적인 이유다.

검사나 수술에 대해 어떻게 설명해야 환자들이 알기 쉽게 전달하고 이해시킬 수 있을지, 의사로서 말하는 기술이나 설명하는 기술을 배워야 한다.

의료 소송의 원인 중 가장 높은 비율을 차지하는 것이 의사의 설명 부족에 의한 불성실한 태도다. 수술이 잘 안 되었거나 검사에서 실수가 있더라도 평소 커뮤니케이션을 잘해서 리스크에 대해 성실하게 설명하거나 대응한다면 환자도 상황을 이해하고 소송까지 가지는 않는다.

일본도 미국이나 유럽처럼 기초과정부터 커뮤니케이션 기술을 가르쳐야 한다. 최근에는 일본 의학계에도 '의사의 커뮤니케이션 기술은 필수'라는 인식이 퍼지면서 관련 수업을 하는 의학부가 늘고 있다.

학부 때부터 전달하는 기술을 배워 매일매일 실천하다 보면 의사가 되었을 때 환자에게 정확하고 알기 쉽게 설명할 수 있다. 의료의 질을 높이고 환자에게 만족스러운 의료 서비스를 제공하기 위해 커뮤니케이션 기술을 갖춘 의사가 늘어나기를 바란다.

의사의 커뮤니케이션 기술이 의료의 질을 높이고 환자의 만족도를 올리며, 의료윤리도 향상시킨다는 인식이 높아지면서, 한국의 의대에서도 커뮤니케이션 기술을 의학 교육에서 매우 중요한 부분으로 여기고 있다.

# 3장

## 좋은 병원, 좋은 의사의 조건

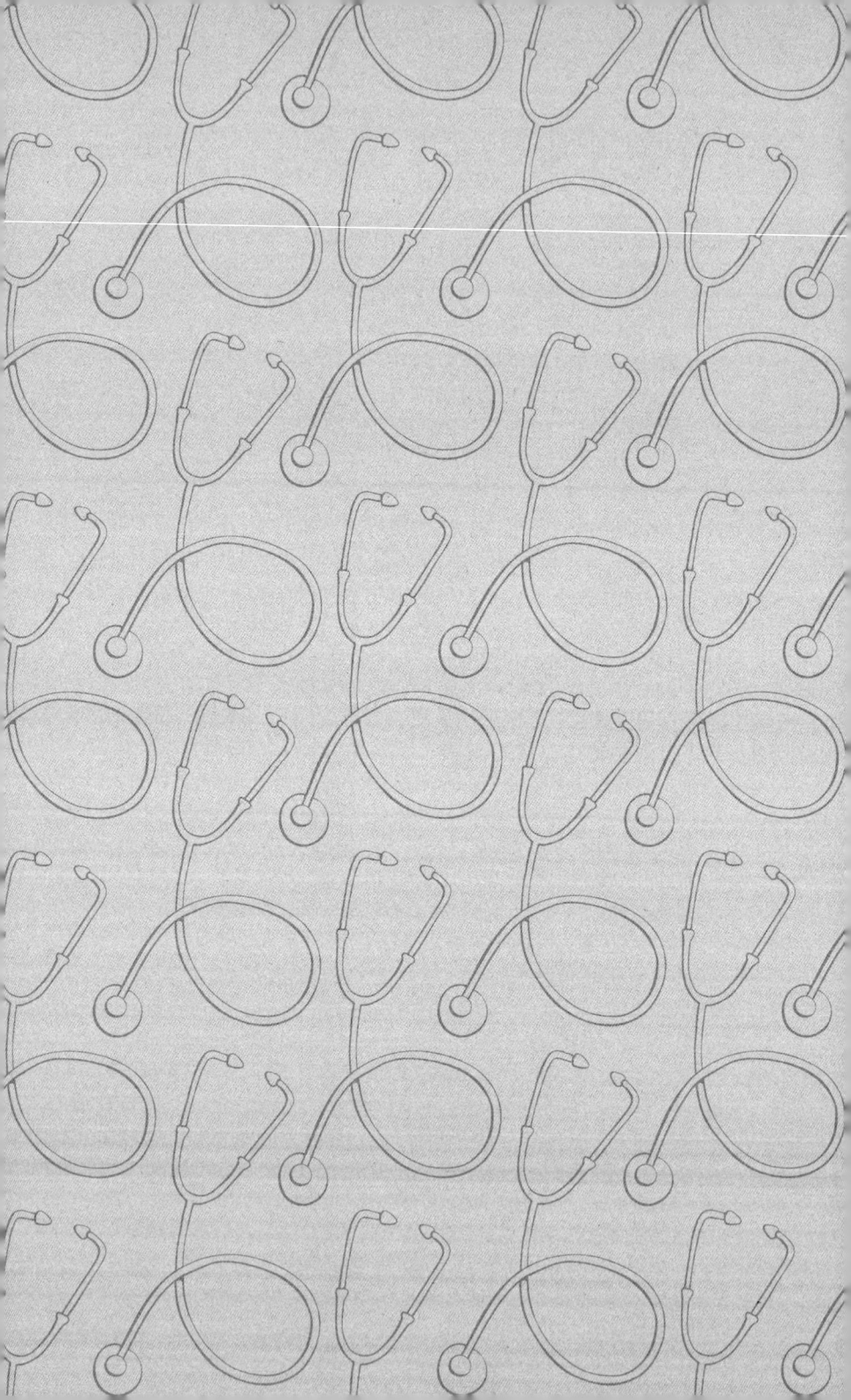

## 최신 의료 지식으로 무장한 병원을 찾아라

 의료기술은 나날이 발전하고 있다. 몸에 부담이 적은 치료법과 지금까지 고칠 수 없었던 병에 효과가 있는 약이 하나둘 개발되고 있다. 이러한 최신 치료법을 받아들이는 병원도 있지만 그렇지 않은 곳도 있다.

 암 치료를 예로 들면, 대부분의 병원에서 몸에 큰 상처를 내지 않고 장기 절제도 최소한으로 하는 내시경 수술을 하지만, 아직도 복부나 가슴을 절개하고 수술하는 병원도 있다.

 나름 큰 병원에서 암 수술을 받았는데 수술 후 장 유착으로 고생한 환자가 있다. 결국 이 환자는 유착을 개선하기 위해 같은 병원에서 한 번 더 개복수술을 받았다. 개복수술을 두 번이나 하는 건 환자의 몸에 엄청난 부담이다.

  같은 수술을 흉터도 남지 않고 후유증도 거의 없이 받을 수도 있다.

  나는 항상 환자들에게 "무슨 일이 있으면 언제든지 전화 주세요"라고 당부한다. 하지만 환자들은 내가 암 전문의가 아니라고 생각해서인지 내 전문 분야가 아닌 일로 상담하러 오는 경우는 별로 없다. 이 환자도 그랬다. 두 번의 개복수술을 받은 뒤에야 이야기를 전해 듣고 안타까웠다.

  이 환자처럼 최신 의료 지식이 없어서 아무런 의심도 하지 않고, 단지 가깝다는 이유로 자주 다니던 병원에서 개복수술을 하는 사람들이 적지 않다.

## 좋은 의사를 만나서 살아난 사람들

　초고령사회를 맞이한 지금은 오래 사는 것뿐만 아니라 아프지 않고 쾌적하게 사는 것이 중요하다. 올바른 의료 지식을 쌓고 잘 활용하면 생활의 질이 높아진다.

　60~70세가 되면 허리와 어깨, 무릎 등 몸 여기저기가 아프다. 이것은 정형외과에 해당하는 병인데, 현재는 의료기술이 발달해 적절한 케어를 받으면 이런 통증은 전부 없앨 수 있다고 해도 과언이 아니다. 통증에 특화된 '통증 클리닉'도 있다. 또한 통증 케어는 물론 안 좋은 부분을 치료하는 획기적인 치료법도 등장했다.

건강하게 생활하다 어딘가 조금이라도 통증이나 위화감이 생기면 굉장히 힘들다. 게다가 그 통증이 죽을 때까지 지속된다면 매우 우울해진다.

이대로는 즐거운 노후를 보낼 수 없다. 통증을 치료해줄 병원이나 의사를 찾아 진찰받을 수 있다면 쾌적한 일상을 되찾을 수 있다.

통증뿐만 아니다. 당뇨병이나 눈 질환도 마찬가지다. 좋은 의사에게 진찰받으면 인공투석을 피할 수 있고, 앞이 보이지 않아 일상생활에 지장이 생길 우려도 줄어든다.

실제로 우리 병원에 다니는 환자 중에는 병에 걸렸다가 의사를 잘 선택해서 극적으로 회복한 사람들도 많다. 이번에는 그 사례를 소개한다.

## 폐암에 걸렸는데
## 일본 제일의 명의에게 수술을 받고 살았다

한 60대 남성 환자는 어느 날 CT 검사를 했는데 '폐암 의심'이라는 결과가 나왔다. 정밀검사를 했더니 역시 폐암이었다.

나는 조속히 소견서를 써주고 폐암 치료에서 일본 제일의 명의인 준텐도대학병원 의사에게 환자를 보냈다.

보통 폐암 수술은 흉골을 절개해 가슴을 열기 때문에 한 달 이상 입원해야 한다. 이 수술법은 환자의 몸에 큰 부담이 되므로 다빈치 수술을 하는 일본 최고의 기술을 지닌 의사를 소개해주었다.

다빈치 수술을 하면 보통 일주일 만에 퇴원할 수 있다. 이 환자는 당뇨병이 있어 입원 기간이 조금 더 길었지만 그래도 2주 만에 퇴원했다. 다행히 수술 후 통증도 전혀 없었다고 한다.

환자는 "선생님의 추천으로 정기적으로 CT 검사를 해서 조기에 암을 발견할 수 있었어요. 게다가 일본 제일의 명의까지 소개해주셔서 수술도 잘 받았고요. 검사가 얼마나 중요한지 이제야 알았네요"라며 진심으로 감사하게 여겼다.

## 흉 없이, 통증 없이 식도암 수술을 했다

지방에 사는 한 환자는 거리가 멀어 우리 병원에 정기적으로 다니면서 평소에는 현지 병원에서 진찰을 받는데, 어느 날 주치의가 "식도암이 발견됐습니다. 벌써 진행이 됐으니 빨리 치료합시다"라고 말했다고 한다.

상담 전화가 왔기에 "그 병원 말고 준텐도대학병원 의사에게 가서 수술받으세요"라고 조언해주었다. 내가 추천한 의사는 환자의 몸에 부담이 적은 수술을 하는, 일본 최고의 실력을 지닌 명의다.

보통 식도암 수술은 갈비뼈를 잘라 가슴을 열고 수술을 진행한다. 하지만 이 수술법은 환자의 몸에 부담이 커서 수술 후 경과가 좋지 않은 경우도 많다.

몸에 부담되는 것도 문제이지만, 식도는 생명 유지에 필요한 중요한 장기인 만큼 신중해야 한다. 수술이 잘못되면 입으로 음식물을 섭취할 수 없다.

내가 소개한 준텐도대학병원 의사는 흉강경 수술을 한다. 이 환자는 가슴에 구멍을 뚫고 내시경이나 집게를 삽입해 암을 절제하는 최신 수술을 받았다. 수술 후 통증은 거의 없었고, 수술 자국도 크지 않았다고 한다.

이 수술은 숙련된 기술이 필요하기 때문에 수술이 가능한 의사가 한정되어 있다. 이 환자는 처음 의사를 만나자마자 확신했다고 한다. "친절하고 신뢰가 갔어요. 이 선생님이라면 저를 살려줄 것 같았어요."

### 너무 아파서 걸을 수 없었던 환자가 걷게 되었다

고령이 되어 뼈가 약해지면 가벼운 충격에도 뼈가 부러지는 경우가 많다. 특히 엉덩방아를 찧거나, 넘어지거나, 재채기를 하다 척추가 찌그러지듯이 부러지는 압박골절이 많다.

이전까지 압박골절은 기본적인 치료법이 없어서 진통제를 먹고 통증을 완화하는 방법밖에 없었다. 또한 통증 조절이 잘 안 되어서 걸을 수 없을 정도로 아프거나 저림에 시달리는 환자도 적지 않았다.

그런데 최근 압박골절에 효과가 큰 획기적인 치료법이 나왔다. '추체성형술'이라는 수술로 골절된 척추뼈(추체)에 의료용 골 시멘트(뼈 강화제)를 주입해 고정하는 치료법이다.

엉덩방아를 찧으면서 압박골절이 된 환자가 "아파서 걸을 수가 없어요. 근처 정형외과에 가봤는데 방법이 없다고 하네요"라며 상담을 요청했다. 나는 환자에게 추체성형술 분야의 명의를 소개해줬다.

내가 소개해준 의사는 정형외과가 아닌 방사선과 의사다. 추체성형술을 하려면 의료용 골 시멘트를 어디에 주입하느냐가 굉장히 중요하다. 정확한 위치를 파악하기 위해서는 조형제를 이용한 MRI 검사를 해야 한다.

즉, 이 수술에서는 진단 기술이 굉장히 중요하다.

물론 수술은 성공적이었다. 의사는 수술 후 바로 환자에게 "침대에서 내려와 걸어보세요"라고 했다.

환자는 깜짝 놀라며 "수술하자마자 걸어도 괜찮아요?"라고 걱정하면서도 조심조심 일어나 봤더니 수술 전에 있던 통증이 거짓말처럼 사라졌다고 한다.

동네 병원에서 속수무책이라는 말을 듣고 통증으로 걸을 수도 없는 상태였는데, 수술을 받고 완전히 나았다. 굉장한 치료법이다.

이 환자 외에도 압박골절 환자를 여러 명 소개했는데 대부분 완치되었다.

하지만 압박골절 진단을 받은 후, 몇 년이 지나버리면 완치하기 어려울 수 있다. 그래서 압박골절 진단을 받으면 하루라도 빨리 수술(추체성형술)을 받아야 한다.

### 암 발견 2주 만에 일사천리로 최고의 치료를 받았다

혈당 수치가 높아져 우리 병원을 찾아온 한 여성 환자가 "선생님 조언 덕분에 의사를 잘 찾았습니다"라며 감사의 인사를 했다.

이 환자는 생활 습관을 개선해 혈당 수치가 정상으로 돌아온 후로는 우리 병원을 더 이상 다니지 않았다. 그러다 우리 병원에 상담을 하러 왔을 때, 자궁근종이 있어서 경과를 관찰하던 중 '자궁내막이상증식증'이라는 자궁체암 전 단계라는 결과가 나왔는데 앞으로 어떻게 해야 할지 불안하다고 말했다.

나는 환자에게 자궁내막이상증식증이 암으로 진행되는 경우는 3분의 1 정도이니 지금 바로 치료할 필요는 없지만 정기적으로 검사받는 게 중요하다, 암으로 진행되면 치료할 병원이나 의사를 신중하게 선택하라고 조언했다.

병원과 의사를 찾을 때 구체적으로 고려할 부분은 다음 두 가지다.

- **복강경 수술을 하는 병원을 찾을 것**(다빈치 수술이 가장 좋다)
- **경험이 많은 집도의를 찾을 것**

'개복수술을 추천하는 병원은 피하는 게 좋다'라고도 덧붙였다.

환자는 동네 부인과 의원에서 정기적으로 검사를 받았는데, 반년 후에 암이 발견되었다. 부인과 의원 의사는 본인이 졸업한 대학병원과 암연구아리아케병원를 먼저 소개했고, 원한다면 다른 병원도 소개해주겠다고 했다. "대학병원은 OO 선생님을 소개할 수 있습니다. 수술도 바로 가능합니다"라며 추천했다.

그런데 환자가 대학병원에 복강경 수술이 가능한지 묻자 "암은 개복수술을 합니다. 복강경 수술은 없습니다"라고 대답했다고 한다. 내 조언을 기억한 환자는 그 자리에서 대답하지 않고 집으로 돌아와 인터넷으로 소개받은 대학병원과 암연구아리아케병원을 검색해보았다.

암연구아리아케병원 홈페이지에는 '자궁체암 치료는 90% 복강경 수술'이라고 명확히 적혀 있었다. 반면 대학병원 홈페이지에는 복강경 수술에 대한 언급이 없었다.

환자는 부인과 의원에 바로 전화를 걸어 소견서를 써달라고 부탁하고 암연구아리아케병원에 직접 전화해 예약했다.

다행히 며칠 뒤 예약이 되었고, 담당 의사가 수술을 권했다. 그리고 운이 좋게도 "2주 뒤에 자리가 있는데 수술하시겠습니까?"라고 해서 깜짝 놀랐다고 한다.

그 환자는 진료를 기다리는 동안 담당 의사의 경력을 인터넷으로 검색해봤다. 내시경 전문의인 것은 확인했고, 나이도 40대 후반 정도로 경력도 꽤 되었다. 진료받는 동안 질문에도 진지하게 잘 대답해주었다. '이 선생님이라면 괜찮겠다'라고 확신한 환자는 그 자리에서 수술받기로 결정했다.

2주 뒤, 복강경 수술을 받고 절제한 장기를 검사해보니 자궁체암 초기였다. 전이 걱정은 없었고, 재발 예방을 위한 항암제 치료도 필요 없었다. 수술 흉터도 매우 작아서 수술한 다음 날부터 걷기 시작해 5일 뒤에는 퇴원해서 일상생활을 할 수 있었다.

수술 3주 뒤에는 일상생활에 제한도 없어서 수술한 사실을 잊어버릴 만큼 정상으로 돌아왔다.

자세한 경과를 설명해주면서 "마키타 선생님의 조언을 들은 덕분에 병원을 잘 찾아 모든 일이 일사천리로 진행되었습니다.

감사합니다"라고 말해 보람을 느꼈다.

내가 직접 소견서를 써주지 않아도 환자 본인이 주의해야 할 사항을 알고 있으면 좋은 병원과 의사를 잘 찾을 수 있다.

## 평생 할 줄 알았던 인공투석에서 해방되었다

우리 병원에 다니는 환자들이 가장 많이 하는 이야기가 "인공투석에서 해방됐다"는 것이다.

당뇨병을 오래 앓으면 신장 기능이 떨어진다. 당뇨병으로 병원에 다니면 신장 기능을 측정하는 혈중 크레아티닌이나 알부민뇨 수치 검사를 정기적으로 실시한다. 일반적으로 크레아티닌 수치가 정상치(남성 1.2mg/dL, 여성 1.0mg/dL)보다 높으면 치료를 시작하고, 8mg/dL을 넘으면 투석 치료를 해야 한다. 최근에는 크레아티닌 수치가 5~6mg/dL 정도일 때부터 인공투석을 시작하는 병원이 늘고 있다. 8mg/dL보다 낮은 수치에서 투석을 시작해야 더 오래 살 수 있다는 데이터가 있기 때문이다.

우리 병원에서는 크레아티닌 수치가 4mg/dL 이하면 투석 없이 치료한다. 환자들은 투석을 안 해도 된다고 하면 진심으로 기뻐한다.

우리 병원은 크레아티닌 수치뿐만 아니라 알부민뇨 수치도 함께 검사한다. 크레아티닌 수치는 민감도가 떨어져서 그것만으로는 때를 놓치는 경우가 종종 있기 때문이다. 실제로 크레아티닌 수치는 정상인데 알부민뇨 수치가 크게 악화된 환자가 있었다.

우리 병원은 알부민뇨 수치를 더 중시한다. 그와 동시에 크레아티닌 수치를 살피면서 신장 기능 저하를 막아 인공투석 없이 치료하고 있다.

한 환자는 크레아티닌 수치가 3mg/dL이 나왔는데 주치의가 "앞으로 1, 2년 안에 인공투석을 해야 합니다. 유감스럽지만 더 이상 피할 수 없겠네요"라고 말했다고 한다. 그 환자는 내 책을 읽고 지푸라기라도 잡는 심정으로 찾아왔다. 나는 환자에게 "크레아티닌 수치가 4mg/dL 이하면 인공투석을 하지 않아도 됩니다. 아직 괜찮아요"라고 말했다.

환자는 깜짝 놀란 표정으로 눈물을 머금은 채 기뻐하며 "인공투석을 해야 한다고 하니 눈앞이 깜깜해졌어요. 지옥에서 부처님을 만난 기분이에요. 도쿄까지 온 보람이 있네요. 앞으로 선생님만 믿을게요. 잘 부탁드립니다"라고 말했다. 그 환자는 바로 치료를 시작해, 아직 인공투석 없이 잘 지낸다.

여기 소개한 사례들이 기적처럼 단순히 운이 좋았을 뿐이라고 생각하는 사람도 있을 것이다.

하지만 이건 기적이 아니다. 환자 스스로 최고의 치료를 받을 수 있는 병원과 의사를 잘 찾은 덕분이다.

환자 스스로 올바른 의료 정보를 찾아보고, 제대로 선택했기에 가능한 일이었다.

## 실력 있는 외과의는 단 5%?

명의는 어떻게 찾아야 할까? 의사에 따라 실력이 다르다는 것은 누구나 아는 사실이다.

암 치료도 그렇지만 허리나 무릎 통증도 앞서 소개한 것처럼 제대로 치료해주는 의사가 있는가 하면 그렇지 않은 의사도 있다. 실력 없는 의사를 만나면 수술이 잘못되거나, 심한 후유증에 시달려 제대로 걷지도 못하는 비극을 겪을 수 있다.

요즘은 암에 걸려도 치료가 가능하고, 무릎이나 허리 통증도 수술로 말끔히 없앨 수 있다. 대신 '실력 있는 의사에게 수술이나 치료를 받는다'는 전제 조건이 따라붙는다.

유감이지만 실력 있는 의사의 수는 현저히 적은 게 현실이다. 신의 손을 가졌다고 할 정도로 실력이 좋은 의사들은 이구동성으로 이렇게 말한다.

"실력 있는 외과의는 5% 정도이고, 나머지 95%는 수술을 잘못한다."

따라서 5%의 실력 있는 의사를 찾아서 수술을 받아야지 아무런 사전 조사 없이 무작정 가까운 병원으로 가면 안 된다.

의사들에게 수술을 잘못한 적이 있느냐고 물으면 대부분 그런 일은 없다고 대답한다. 하지만 의사도 수술을 잘못할 수 있다. 그렇다고 의사에게 죄를 묻지는 않는다. 죄를 묻는다면 감옥은 의사들로 넘쳐날 것이다.

불편한 이야기지만, 모든 외과의에게는 첫 수술의 경험이 있다. 경험이 적을수록 크고 작은 실수를 한다. 실수를 반복하면서 수술을 거듭하다 보면 명의가 된다.

미숙한 의사일수록 수술을 하고 싶어 한다. 빨리 경험을 쌓아서 수술을 잘하고 싶기 때문이다. 안타깝게도 인형으로 수술 연습을 할 수도 없기에 사람의 몸을 직접 수술해서 경험치를 높여야 한다.

수술이 잘못되어도 의사들은 절대 먼저 사과하지 않는다. 환자 혼자 울다 잠들 뿐이다.

그러므로 환자 스스로 좋은 병원과 좋은 의사를 찾아 진찰받기를 진심으로 바란다.

  이 책에서는 어떻게 하면 좋은 병원이나 의사를 찾을 수 있는지, 나에게 잘 맞고 나를 살려줄 병원과 명의를 선택하는 방법을 알려주려고 한다.

  명의는 분명히 존재한다. 다만 어떻게 찾는지를 모를 뿐이다.

  좋은 의사의 조건과 개인적으로 추천하는 좋은 병원은 5장에서 구체적으로 소개한다.

# 의대 순위는 의사의 실력과 상관없다

병원이나 의사를 찾을 때 어느 대학 출신인지를 보고 선택하는 사람도 있다. 분명 대학 입시의 기준이 되는 의학부 순위는 존재한다. 하지만 이 순위가 주치의를 선택하는 데는 아무런 도움이 되지 않는다.

상위에 오른 도쿄대학을 나오면 좋은 의사가 되고, 순위가 낮은 홋카이도대학이나 구루메대학을 나온 의사는 실력이 떨어진다고 말할 수 없다. 홋카이도대학은 내 모교이고, 구루메대학은 내가 교수를 지낸 대학이다.

의사는 대학 졸업 후부터 진짜 시작이다.

외과는 수술 실력을 쌓는 노력이, 내과는 넓고 깊은 의료 지식과 경험이 중요하다. 이는 졸업 후 의사 면허를 받아야만 할 수 있다.

어느 대학을 나왔는지는 의사의 실력과 아무 상관이 없다. 입시에서 고득점을 받는 능력과 의사가 되는 데 적합한 능력은 전혀 다르다.

그렇다면 어떤 점을 보고 좋은 의사인지 구별할 수 있을까? 우선 경력이 얼마나 되는지 살펴봐야 한다.

의사라는 직업은 장인과 비슷하다. 의사들은 무서운 선배에게 매일 혼나가면서 배운다. 의대를 졸업해도 임상 경험이 전혀 없기 때문이다. 혼자 환자를 진찰하고 치료할 능력을 아직 갖추지 못한 것이다.

그래서 의사들은 연수 기간이라는 '수행하기 위한 기간'을 의무적으로 거친다. 그 후에도 격무에 시달리는 봉직의를 거치며 다양한 경험을 쌓아간다. 당연히 그 기간에도 공부를 게을리하지 않는다.

나는 의사가 진정한 의미에서 혼자 독립할 수 있는 나이는 마흔 이후라고 생각한다. 그 전까지는 매일매일이 수행 기간인 셈이다. 이런 혹독한 수행을 견뎌야만 좋은 의사가 될 수 있다.

최근 힘든 연수 기간을 견디지 못하고 의사를 그만두는 젊은 이들이 늘고 있다. 미국처럼 의대를 지원할 때 적성검사도 필수 항목으로 넣어야 한다. 입시에서 이런 부분을 간과하기 때문에 벌어지는 일이다. 단순히 공부를 잘한다고 의사가 되겠다는 것은 잘못된 생각이다.

다시 한 번 말하지만, 시험에서 고득점을 받았는지 순위가 높은 대학을 졸업했는지와 훌륭한 의사는 전혀 관계가 없다. 본인이 의대 졸업 후 얼마나 노력했는지가 더 중요하다.

의사를 찾을 때 가장 먼저 확인할 부분은 경력, 즉 의사의 나이다. 우선 40세 이상인지 아닌지를 체크하는 것이 좋은 의사를 찾는 가장 쉬운 방법이다.

## '신의 손'이라 불리는 실력이 뛰어난 슈퍼 닥터

훌륭한 의사는 어떤 의사일까?

쉽게 말하자면 '신의 손'이라 불리는, 최고의 수술 실력을 지닌 의사다. 어려운 암 수술에 성공하고 환자를 살려내는 의사는 틀림없이 훌륭한 의사, 즉 '슈퍼 닥터'다.

다만 신의 손을 가진 의사는 극히 일부여서 진찰을 받기가 쉽지 않다. 그래도 만약 목숨이 걸린 질병에 걸렸다면 꼭 슈퍼 닥터를 찾아가야 한다.

심장 동맥이 좁아지면서 혈전이 쌓이는 심근경색 치료도 의사의 실력에 따라 천차만별이다.

심근경색을 초기에 발견하면 혈관 속에 스텐트라는 기구를 삽입하는 카테터 시술을 할 수 있다. 이 시술을 하기 전에 관상동맥 조영검사로 혈관이 막힌 부위(좁아진 곳)를 찾은 다음에 시술이 필요한지 판단한다. 적절한 시기에 시술을 하면 혈관이 100% 뚫려 환자를 살릴 수 있다.

이 또한 잘하는 의사가 있는가 하면 못하는 의사도 있다. 최악의 경우에는 목숨을 잃을 위험도 있다. 그래서 이 시술을 받을 때도 병원이나 의사를 신중하게 골라야 한다.

우리 병원에 내원하는 환자들에게는 내가 신뢰하는 순환기내과 의사를 소개한다. 그 의사는 "우리 병원은 단 한 번도 실패한 적이 없으니 안심하고 맡겨주세요"라고 자신 있게 말한다. 그만큼 경험도 많고 자신 있다는 뜻으로, 안심하고 환자를 맡길 수 있다.

## 유방암 치료는
## 방사선과 의사가 최고다

　암 치료는 수술을 하는 경우가 많지만, 암이 발병한 장기에 따라 방사선과 의사를 찾는 게 좋은 경우도 있다.

　그 대표적인 예가 유방암이다. 방사선과 의사는 CT 검사나 MRI 검사로 촬영한 사진을 판독하고 진단 결과를 주치의에게 전달한다. 유방암은 특수한 암으로 유방 속에 있는 유선이라는 관을 통해 유방 밖으로 퍼지는 경우가 많다. 또한 가까운 림프절에 전이되기도 쉽다.

　따라서 유방암은 치료 전에 우선 암이 어디에 있는지, 전이가 있는지를 정확하게 파악해야 한다. 그렇지 않으면 수술해도 암을 완전히 제거하지 못해 재발하는 경우가 있다.

실력이 뛰어난 방사선과 의사는 유방암이 의심되는 환자들을 철저히 검사한다. 일반적으로 실시하는 유방촬영술이나 유방 초음파검사만으로는 유방암이 의심될 뿐이지 진짜 암인지는 알 수 없다.

MRI 검사를 해서 암이 어디에 있는지, 전이는 안 됐는지 꼼꼼히 확인하고 어디까지 퍼졌는지 확실히 판독해서 외과 의사에게 전달하는 것이 방사선과 의사의 일이다.

검사 결과를 전달받은 외과 의사는 방사선과 의사의 판독에 따라 암이나 전이된 림프절을 제거한다. 즉, 유방암은 수술 자체보다 사전에 암의 부위나 범위를 확실히 알아내는 검사가 굉장히 중요하다.

유방암을 치료할 때는 검사를 통한 진단 결과가 성공의 열쇠라고 해도 과언이 아니다. 방사선과 의사가 환자와 직접 소통할 일은 거의 없기에 숨은 공로자라고 할 수 있다.

환자 중에는 다른 병원에서 "유방암입니다. 수술하셔야 합니다"라고 했는데, 방사선과 의사의 판독 결과 암이 아니어서 수술할 필요가 없었던 경우도 있다.

불필요한 수술을 피할 수 있다는 면에서도 방사선과 의사의 역할이 굉장히 중요하다.

# 4장

## 의사를 찾을 때 그만둬야 할 습관 5

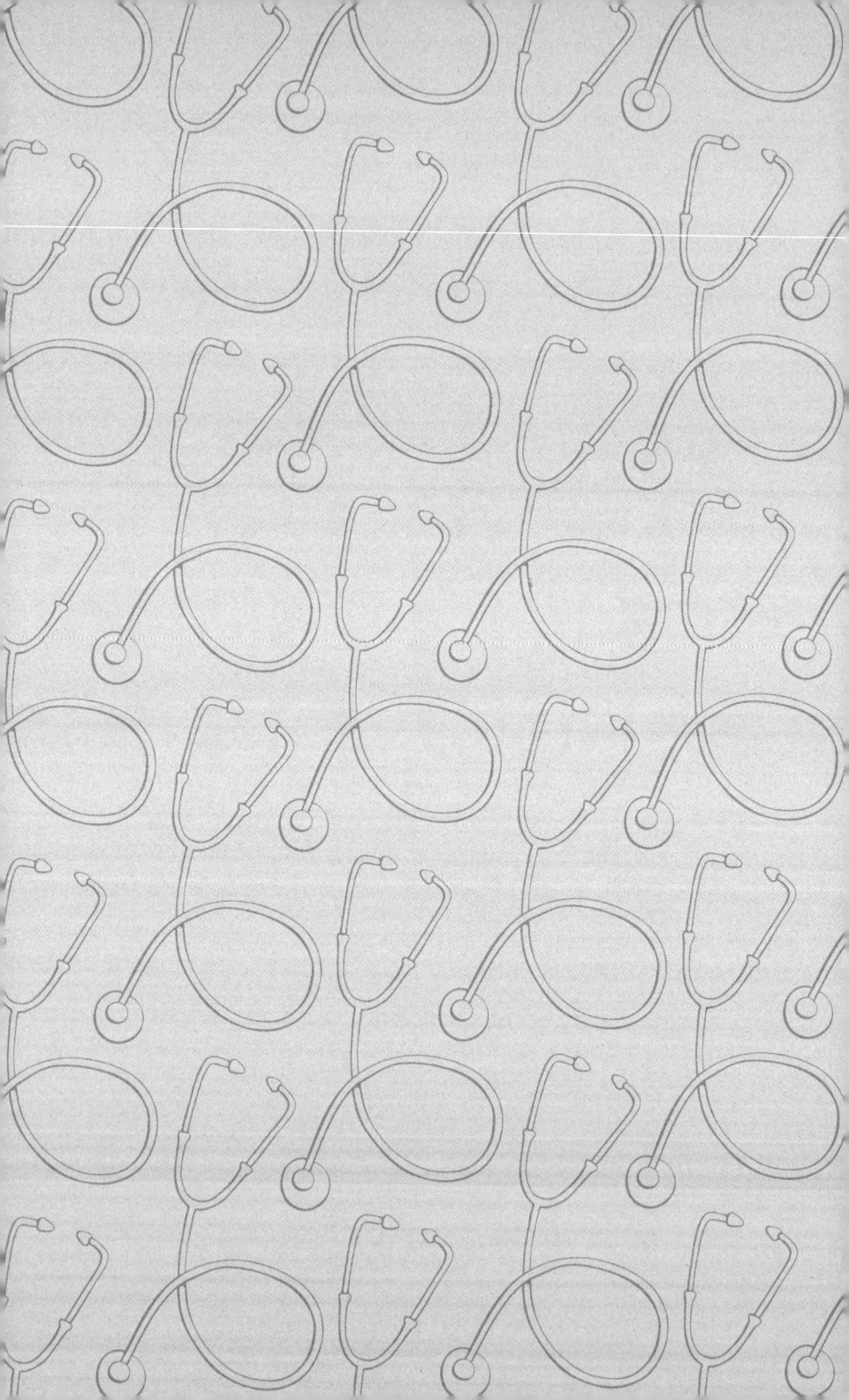

## 의사를 찾을 때
## 실패하지 않는 방법

 이 책을 읽는 사람들 중에는 고혈압이나 당뇨병으로 이미 병원에 다니는 사람도 있을 것이다. 현재 주치의에게 만족하는 사람도 있고, 불만을 품고 있는 사람도 있을 것이다.
 지금 주치의에게 만족하는 사람은 그대로 병원에 다녀도 좋다고 생각할지 모른다.
 그 의사가 적절한 치료를 하고 있고, 앞으로의 리스크도 알려주면서 조언해주는 의사라면 그대로 다니면 된다. 하지만 그 판단이 옳은지에 대해서는 의문이 든다.
 병에 대해 올바른 지식을 가지고 자신의 병을 고치기 위해 어느 병원 또는 의사에게 가면 좋은지 아는 사람은 그다지 많지 않다. 대부분은 자신에게 정말 도움되는 병원이나 의사를 찾는 데 필요한 올바른 정보를 잘 모른다.

보통 의사를 선택할 때 친절하고 인상이 좋으면 좋은 의사라고 생각한다. 하지만 이것은 좋은 의사를 선택하는 중요한 기준이라고 할 수 없다.

병원이나 의사를 찾는 건 어딘가 몸이 안 좋아서 걱정되고 불안하기 때문이다. "당뇨병을 오랫동안 앓고 있는데 인공투석은 받고 싶지 않아요", "혈압이 높아서 뇌졸중이나 심근경색으로 어느 날 갑자기 쓰러질까 봐 걱정이에요", "암에 걸렸어요" 등등.

병을 고치거나 예방하기 위해서는 의사의 인상보다 능력을 봐야 한다.

물론 병의 상태나 치료법을 알기 쉽게 설명해주는 기술은 필요하다. 이는 의사가 반드시 갖추어야 할 능력 중 하나다. 첫인상이 차가워도 병이나 치료에 대한 설명을 잘해준다면 큰 문제가 되지 않는다.

실제로 존경할 만한 슈퍼 닥터들은 굉장히 겸손하고 인품이 훌륭할 뿐만 아니라 환자에게 설명도 완벽하게 한다. 물론 설명하는 능력이 중요하기는 하지만, 의사의 인상만으로 좋은 의사인지 아닌지 판단할 수는 없다.

그렇다면 병에 걸렸을 때 무엇을 기준으로 병원이나 의사를 찾아야 할까?

한 가지 당부하자면, 앞으로는 병원이나 의사를 직접 선택한다는 의식을 가지고 실제로 행동해야 한다. 본인의 생사가 달린 매우 중요한 일인데도 환자가 병원이나 의사를 스스로 선택한다는 인식이 매우 낮다.

우선 병원이나 의사를 찾을 때 그만둬야 할 다섯 가지 습관부터 짚어보자. 이것만 하지 않아도 병원이나 의사를 찾을 때 실패할 확률이 낮아진다.

> **그만둬야 할 습관 1**
>
> ## 가까운 병원부터 찾는다
> ## → 증상에 따른 전문병원을 찾는다

평소 걸리기 쉬운 감기나 발열, 기침, 두통 같은 가벼운 증상은 누구나 경험해봤을 것이다. 이럴 때 우선 가까운 동네 병원부터 찾는 습관을 그만둬야 한다.

감기에 걸렸는데 증세가 심해져 고열이 나거나 기침이 멈추지 않거나 관절이 아파서 "혹시 폐렴이 아닐까, 이대로 죽는 건 아닐까?" 하고 불안해한 적이 한두 번은 있을 것이다.

이럴 때 대부분 일단 집에서 가까운 의원부터 찾는데, 그보다는 인터넷에서 호흡기내과 간판을 걸고 있는 병원을 검색해서 찾아가기를 추천한다.

그 이유는 기침을 동반한 채 열이 나는 경우는 호흡기내과 의사가 전문의이기 때문이다. 기침이 없고 콧물이 많이 나거나 목이 많이 부어서 열이 나는 경우에는 이비인후과에 가야 한다.

의사는 장인이다. 현재 의료계는 전문 분야로 세분화되어 있다. 병원 간판이나 홈페이지를 확인해보면 알 수 있다. 내과라고 적혀 있어도 그 안에서 순환기내과(혈압이나 심장병 전문), 호흡기내과(기관지나 폐 같은 호흡기 전문), 소화기내과(위나 대장 같은 소화기 전문)처럼 전문 분야가 세밀하게 나눠져 있다. 환자들이 알기 쉽게 당뇨병 내과라고 간판을 내건 병원도 있다.

의사들은 자신이 병에 걸렸을 때 그 병의 전문의가 아닌 의사를 찾는 바보 같은 짓은 절대 하지 않는다. 전문의가 아닌 의사에게 진찰받아 봐야 아무 의미가 없다는 것을 잘 알고 있기 때문이다.

의사 한 명이 운영하는 작은 병원은 의사가 자신의 전문 분야를 내걸고 있으니 그것부터 확인해본다.

개중에는 복수의 전문 분야를 내건 병원도 있다. 각각 전문 분야의 의사가 여러 명 있는 큰 병원은 예외다. 하지만 의사가 한 명밖에 없는 개인병원에서 전문 분야를 여러 개 내건 경우는 잘하는 분야가 없다는 뜻이므로 좋은 병원이라고 할 수 없다.

의사 한 사람이 잘하는 분야는 많아 봐야 두세 개 정도다.

의사를 찾을 때는 반드시 전문 분야를 확인해야 한다.

다음의 증상별 전문 분야를 참고해보자. 대략 나눈 것이니 참고만 하길 바란다.

증상에 따라 진료받을 과를 선택하고, 'OO과 전문의' 같은 키워드로 인터넷 검색을 해본다.

원장을 'OO전문의'라고 소개하는 병원을 찾는 것도 좋다.

## 증상별 전문 분야

| 증상 | 전문 분야 |
|---|---|
| 기침, 가래, 호흡 곤란 | 호흡기내과 |
| 설사, 변비, 복통, 구토, 명치 통증 | 소화기내과 |
| 고혈압, 호흡 곤란, 가슴 통증, 심장 두근거림, 부정맥 | 순환기내과 |
| 혈당 수치 이상 | 당뇨병내과, 내분비내과 |
| 두통, 손발 저림, 현기증, 건망증 | 뇌신경내과 |
| 불면증, 불안감, 우울증, 섭식장애, 건망증 | 신경정신과 |
| 소변 이상, 부종 | 비뇨기과 |
| 월경 이상, 하복부 통증이나 위화감(여성), 갱년기 증상 | 산부인과 |
| 골절, 염좌, 관절 통증, 요통, 출혈을 동반한 상처(경상) | 정형외과 |
| 눈 이상, 시력 이상 | 안과 |
| 콧물, 목 위화감, 귀 이상, 현기증 | 이비인후과 |
| 피부 이상, 손톱 이상 | 피부과 (알레르기 증상인 경우는 알레르기내과) |

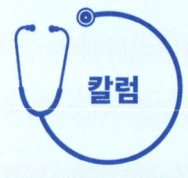

# 칼럼 세분화된 전문의 제도가 필요하다

지금까지 전문의에 이름을 올릴 때는 해당 분야 의학회의 허가가 필요했다. 그러나 학회마다 기준이 달라서 의사의 수준에도 편차가 있었다. 이에 전문의의 기술 기준을 강화하기 위해 후생노동성이 제도를 정비했다. 현재는 내과, 소아과, 피부과 같은 19개 기본 영역에서 전문의를 인정하고 있다. 하지만 실제로는 더 세밀하게 나누어진 하위 전문 분야 전문의가 있다. 하위 전문 분야 전문의는 기본 영역의 전문의가 추가로 하위 전문 분야의 시험에 통과한 경우에만 이름을 올릴 수 있으며, 학회마다 기준을 정하고 있다.

일본은 2018년까지 학회마다 전문의 기준이 달랐으나 한국은 일찍부터 보건복지부와 대한의학회가 체계적으로 관리해왔다. 일본은 기본 19개 분야를 인정하고 있지만, 한국은 26개의 전문과목으로 더 세분화되어 있다. 예를 들어 내과 전문의를 취득한 후 심장내과, 소화기내과, 내분비내과 등의 세부 전문의를 추가로 취득할 수 있다. 하지만 한국에서는 세부 전문의(하위 전문 분야 전문의)가 필수적인 과정이 아니며 개원의가 되기 위해 꼭 필요하지는 않다.

> 그만둬야 할 습관 2

## 소개받은 병원에 의문을 품지 않는다
## → 소개받은 의사도 다시 확인한다

 

열이 나거나 설사를 하거나 혈압, 혈당 수치가 높은 것처럼 가벼운 증상의 병이라면 동네의 전문 분야 의사에게 진료받아도 별문제 없다.

하지만 증상이 악화되어 생사를 오가거나, 걸을 수 없을 정도로 생활에 큰 지장이 있을 때는 신중해야 한다.

상황이 안 좋아지면 정밀검사나 수술을 위해 더 큰 병원으로 옮겨야 한다. 이때 아무 생각 없이 기존 병원에서 추천해주는 병원에 가는 행동은 그만둬야 한다.

예를 들어 위가 안 좋아서 동네 소화기내과를 찾았는데 "암이 의심되니 OO병원으로 가보세요"라고 했다. 이때 소개해주는 병원은 대부분 그 근처에 있는 대학병원이다.

또 하나는 의사 본인이 졸업한 대학병원을 소개한다. 모교에 소개하면 소개받은 의사는 물론 소개해준 의사에게도 이점이 있기 때문이다.

대학병원에는 아직 경험이 적은 젊은 의사들도 있다. 그들은 자신의 실력을 쌓기 위해 어려운 검사나 수술을 할 기회를 기다리고 있다. 여러분이 받을 수술이 미숙한 의사가 해도 문제없다고 판단되면 아직 경험이 적은 젊은 의사에게 맡길 가능성이 높다.

대학병원을 소개받을 때는 의사의 이름도 확인해본다. 그리고 인터넷에서 그 의사의 경력을 알아본다.

소개받은 의사의 경력(나이가 40대 이후인지)이나 연간 수술을 어느 정도 하는지도 확인한다. 너무 젊은 의사라면 기술이 부족할 수 있고, 연간 수술 건수가 적은 의사도 마찬가지다. 물론 수술 건수까지 등록되어 있지 않은 경우도 있지만, 인터넷 검색을 통해 최대한 정보를 모아야 한다.

소개받은 의사의 경력이 불안하다면 다른 병원을 소개해달라고 한다. 환자가 원한다면 소견서를 써줄 수 있다.

병과 증상에 대한 평판이 높은 병원이나 의사를 스스로 찾아 소견서를 써달라고 해도 된다.

다른 병원에 가기 위해 소견서를 써달라고 하면 의사가 기분 나빠할까 봐 걱정하는 환자들도 있다. 하지만 이런 일로 기분 나빠한다면 좋은 의사라고 할 수 없다.

환자 자신의 목숨이 걸린 일이기에 자기 몸을 최우선으로 생각하고, 의사가 어떻게 생각할지는 신경 쓰지 말자.

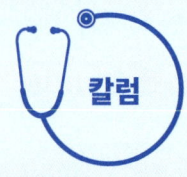

# 칼럼
# 병원은 환자를 거절할 수 없다

　일본은 국민건강보험제도에 따라 의료기관을 자유롭게 선택할 수 있다. 이를 프리 액세스(free access)라고 하는데 환자가 원하는 병원에 가서 제한 없이 자유롭게 진료받을 수 있다는 것이다.

　구급차를 부른 경우를 생각해보자. 구급차는 받아줄 병원을 찾아서 환자를 이송하지만, 병원에서 '지금은 대응할 수 없다'라는 이유로 거절할 수 있다. 이것이 문제가 되고 있는 환자 돌려막기다.

　한편 택시를 타고 스스로 병원을 방문하면 프리 액세스 때문에 환자를 거절할 수 없다. 즉, 전문의가 있는 병원에 스스로 찾아가면 진료받을 수 있다. 의료 지식 중 하나로 프리 액세스 원칙을 알아두면 좋다.

> 한국도 기본적으로 프리 액세스이지만 대형병원을 이용하는 데는 제한이 있다. 상급종합병원을 이용하려면 진료의뢰서가 필요하거나, 국민건강보험 적용 방식의 차이로 인해 본인 부담이 다르게 적용된다.

> **그만둬야 할 습관 3**

## 의사가 수술하자고 하면 그냥 수술한다
## → 다른 의사의 소견도 들어본다

정밀검사나 수술을 받기 위해 대형병원에 갔더니 "지금 바로 수술합시다"라고 말하는 경우가 있다. 이때 의사의 말을 듣고 바로 수술하는 사람들이 많다.

이것은 그만둬야 할 습관 중 하나다. 수술 자체를 하지 말라는 뜻이 아니다. 고령자 중에는 수술 자체에 부정적인 사람도 있는데 의료기술이 눈부시게 발전했기 때문에 기술이 뛰어난 수술은 80세가 넘어도 받는 것이 좋다.

쇼와 일왕의 동생인 미카사노미야 다카히토는 2012년, 96세의 나이에 심장판막증 수술을 받았다. 굉장히 힘든 대수술이었지만, 수술에 성공해 100세까지 건강하게 살았다.

90세를 넘긴 환자도 심장 밸브를 교체하는 큰 수술을 안전하게 받을 수 있는 세상이 되었다. 고령자들도 수술을 두려워하지 말고 용기를 가지자.

50대 남성 중 "오래 살지 않아도 괜찮으니 수술은 하지 않겠다"라든가 "연명치료는 절대 하지 않겠다"고 말하는 사람들이 있는데, 이는 현재 건강하기 때문에 하는 말이다.

사람은 누구나 목숨이 위험해지면 본능적으로 어떻게 해서라도 살려고 한다. 우리의 뇌가 그렇게 되어 있다. 암에 걸리거나 생사가 오가는 병에 걸렸을 때, 수술하면 살 수 있다고 하면 다들 수술을 받는다.

의료기술이 발전해 최신 기술을 이용한 수술을 하면 아프지 않고 몸에 부담도 적게 주면서 병을 고칠 수 있다. 따라서 수술은 가능한 받는 것이 좋다.

다만 수술은 좋은 병원, 좋은 의사에게 받아야 한다. 특히 중대한 병에 걸렸을 때는 그 분야 최고의 의사를 찾아 그 의사에게 수술받기를 강력히 권한다.

앞서 여러 차례 이야기했지만 어려운 치료일수록 의사의 기량에 따라 치료 후 상태가 달라진다. 최고의 실력을 지닌 의사에게 치료받으면 통증도 적고 입원 일수도 줄어든다. 무엇보다 확실하게 병을 고칠 수 있다.

또한 검사나 치료가 정말 필요한지도 확실히 확인해야 한다. 위험을 동반하는 검사와 치료도 있기 때문이다.

조금 극단적으로 말하자면 어떤 검사와 치료든 적지 않은 위험이 따르기 때문에 필요 없는 검사나 수술은 하지 않는 것이 좋다. 따라서 입원이 필요한 경우에는 다른 의사의 소견을 들어보고 잘 검토해야 한다.

세컨드 오피니언(second opinion)이란 현재 다니는 병원이 아닌 다른 의료기관을 찾아 치료 방침에 대한 의견을 구하는 것이다. '다른 의사의 소견', '제2의 소견', '추가 진단'이라고 할 수 있다. 해당 치료에 대해 잘 알고 신뢰할 수 있는 의사를 찾아 의견을 구하는 것으로, 암처럼 치료가 어려운 병에 걸렸을 때 많이 이용한다.

세컨드 오피니언이 이전 병원과 비슷하다면 받아야 할 검사나 치료임을 알 수 있다. 하지만 다른 치료 방침을 제시받았다면 다시 한 번 생각해볼 필요가 있다.

현재 병원이나 의사를 신뢰한다면 그대로 치료받아도 된다. 그렇지 않은 경우에는 세컨드 오피니언을 통해 다른 의사의 소견도 들어보기를 권한다.

세컨드 오피니언은 공적의료보험 대상이 아니기 때문에 비급여 진료에 해당되어서 전액 본인 부담을 해야 한다. 비용은 보통 30분에 1만~1만 5천 엔 정도인데, 유명 대학병원은 30분에

2만 엔 정도로 조금 더 비싸다. 소중한 목숨을 지키기 위한 일이니 돈을 아끼지 말고 긍정적으로 세컨드 오피니언을 검토해 보길 바란다.

세컨드 오피니언의 절차는 아래와 같다.

### 세컨드 오피니언 절차

**1. 현재 담당 의사의 의견을 듣는다.**
→ 메모하면서 제대로 이해한다.

↓

**2. 세컨드 오피니언을 구할 병원을 정한다.**
→ 인터넷 등으로 병원, 의사를 찾는다.

↓

**3. 병원에 연락한다.**
→ 진찰 방법이나 비용, 필요한 서류 등을 확인한다.

↓

**4. 현재 담당 의사에게 소견서를 받는다.**
→ 소견서, 검사 결과 기록지 등을 준비한다.

↓

### 5. 질문 사항을 정리한다.
→ 궁금한 것을 노트나 스마트폰에 적어둔다.

↓

### 6. 세컨드 오피니언을 듣는다.
→ 치료 방침이나 검사, 수술에 대해 자세히 묻는다.

↓

### 7. 치료할 병원을 정한다.
→ 어느 병원에서 치료할지 결정한다.

↓

### 8. 현재 담당 의사에게 결정된 사항을 전달한다.
→ 어디서 치료할지 이야기한다.

한국의 경우 일본처럼 세컨드 오피니언이 제도화되어 있지 않으니 환자가 직접 다른 병원에 예약해서 기존 병원의 진료의뢰서 없이 진료를 받으면 된다. 건강보험도 일반 진료로 적용받는다.

> 그만둬야 할 습관 4

## 의사에게 질문하는 것을 어려워한다
## → 잘 대답해주는 의사를 찾는다

　병원 진료실에서 의사 앞에 앉으면 얼어붙어서 뭘 물어봐야 할지도 제대로 알지 못하고 자신의 의견도 제대로 말하지 못하는 사람들이 의외로 많다. 더구나 심리적 압박 때문에 준비해 간 질문의 절반도 하지 못한 채 진료실을 나선다. 집으로 돌아오면 '이것도 물어볼걸' 하고 그제야 떠오르는 경우도 많다.

　당뇨병이 있어서 정기적으로 검사를 받고 약을 처방받는 사람이라면 검사를 통해 어떤 것을 알 수 있는지, 꼭 필요한 검사인지, 약은 어디에 효과가 있는지 등 궁금한 게 많다.

　그런데 의사가 어려워서 질문을 못 한다는 건 말도 안 되는 일이다. 모든 치료는 스스로 이해하고 받아야 한다.

약을 먹으면서 '이 약이 정말 효과가 있는지', '약을 먹고 부작용이 생기면 어쩌지'와 같은 불안감을 안고 지내는 것은 정신 건강에도 좋지 않다. 또한 불필요한 검사도 피해야 한다. 주치의에게 궁금한 점이나 불안한 점에 대해 거리낌 없이 생각나는 대로 물어봐야 한다.

의사가 질문에 제대로 대답해주지 않는다면 다른 의사를 찾는 것이 좋다.

좋은 의사도 있지만, 그렇지 않은 의사도 분명히 있다. 거만한 태도를 취하거나 환자의 요구에도 제대로 설명해주지 않는 의사는 좋은 의사가 아니다. 어떤 질문을 해도 기분 나빠하지 않고 알기 쉽게 설명해주는 좋은 의사를 찾기를 권한다.

좋은 의사는 많으니 안심하길 바란다.

다만 잘 웃지 않고 냉정해 보인다는 이유로 의사를 바꾸는 것은 추천하지 않는다. 병에 대해 알기 쉽게 설명해주고, 질문에 명쾌하게 대답해주는 의사라면 좋은 의사다.

> 그만둬야 할 습관 5

## 검사는 굳이 받을 필요 없다
## → 검사는 필수다

유럽이나 미국은 의료비가 비싸다. 의료보험에 가입한 사람은 본인부담금 이외에는 보험으로 충당할 수 있지만, 일단 본인이 지불하고 나중에 환불받는 경우가 많기 때문에 병원과 의사를 보는 눈이나 선택하는 기준이 엄격하다.

여기에서 잘 생각해봐야 한다. 저렴하게 진찰받는 것과 비싸지만 제대로 진찰받는 것 중 어느 쪽이 더 좋을까?

예를 들어 의료비를 절약하기 위해 검사 항목을 줄이고 싶은 환자도 있다. "검사를 줄여주세요. 쓸데없는 검사는 하지 말아주세요"라고 말하는 환자도 있는데, 돈을 아끼다가 목숨을 잃을 수도 있다.

당뇨병 같은 만성질환은 검사가 필수다. 검사하지 않으면 병이 좋아지고 있는지, 나빠지고 있는지, 지금 약이나 치료가 괜찮은지, 부작용은 없는지 등을 판단할 수 없다.

그런데 "검사는 필요 없고 약만 주세요"라거나 "병은 약만 먹으면 낫는다"고 말하는 환자들이 실제로 많다. 특히 코로나 이후 이런 환자들이 더 늘었다.

앞에서도 말했지만, 치료에는 검사가 필수다. 병의 상태가 계속 달라지기 때문에 같은 약을 먹는다고 해도 병이 개선되거나 그 상태를 조절할 수는 없다. 하지만 이 사실을 이해하지 못하는 환자들이 많다.

이 문제를 해결하려면 의사가 환자의 신뢰를 얻어야 한다. 환자가 의사의 말을 신뢰하면 어떤 검사나 치료를 하든 쉽게 이해하고 받아들인다.

물론 궁금한 점은 몇 번이든 물어봐야 한다. 하지만 검사나 치료에 대해 아무리 잘 설명해도 환자가 의학적으로 100% 이해하기는 힘들다. 그러므로 의사에 대한 신뢰가 매우 중요하다.

혈액검사만 해도 올바른 의료 지식이 없으면 각 검사 수치의 의미를 이해할 수 없다. 의대에서 공부하고, 의사국가시험에 합격한 뒤 임상 경험을 쌓아야 겨우 이해할 수 있는 수준이다. 다양한 검사의 수치를 종합적으로 판단하려면 더욱 그렇다.

물론 의사는 환자에게 가능한 알기 쉽게 설명해야 한다. 설명을 잘하는 능력은 의사에게 중요한 커뮤니케이션 기술이다. 큰 수술을 할 때는 수술 전에 자세한 자료를 건네는 병원도 있다. 다만 의료 지식이 적은 환자에게는 검사나 치료에 대해 아무리 자세히 설명해도 제대로 이해하기 쉽지 않다.

의사에게 질문하지 말라거나 의사를 믿지 말라는 이야기가 아니다. 궁금한 건 전부 다 물어보고, 의사의 대답에 납득이 가고 신뢰할 수 있다면 그다음 치료 부분은 의사에게 모든 걸 맡기는 것이 이상적인 의사와 환자의 관계다.

결국은 신뢰하는 의사에게 맡길 수밖에 없는 것이 현실이다. 그러기 위해서는 자신의 목숨을 맡길 수 있을 만큼 신뢰하는 의사를 찾아야 한다.

그리고 환자는 신뢰하는 의사가 치료법을 제시했을 때 의료비를 아까워하지 말고 적절한 검사와 치료, 수술을 받기를 바란다.

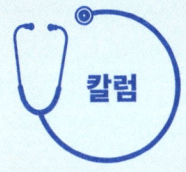

# 60세 이후부터는
# 심근경색, 뇌경색에 대비한다

나이를 먹고 퇴직하면 도시를 떠나 지방에 내려가 사는 것을 고려하는 사람도 있다. 그런 사람들이야말로 좋은 병원이나 의사를 미리 찾아둬야 한다.

60세 이후부터는 심근경색이나 뇌졸중을 일으킬 가능성이 매우 높아진다. 매년 100만 명 이상이 뇌졸중에 걸리는데, 그중 90% 이상이 60세 이상이다. 혈관 노화로 인한 병이기 때문에 피하기는 힘들다.

앞서 이야기한 것처럼 심근경색이나 뇌경색도 이상 징후가 나타났을 때 바로 구급차를 불러 최신 장비를 갖춘 병원에서 치료받으면 완전히 나을 수 있다.

심근경색은 심장 혈관의 관상동맥이 막히는 병인데, 막힌 부분에 스텐트를 삽입하면 후유증 없이 깨끗하게 완치된다. 가슴 통증이나 압박감을 느낀다면 당황하지 말고 구급차를 부른다.

뇌경색은 뇌의 혈관이 막히는 병이다. 이 병도 초기 증상, 즉 혀가 움직이지 않거나 손발에 힘이 들어가지 않는 증상이 나타났을 때 바로 구급차를 불러 병원에 가서 치료받으면 완치할 수 있다. 초기에 발견하면 다리의 동맥으로 카테터를 삽입해 뇌의 막힌 혈전을 뽑아내는 '혈관 내 치료'를 할 수 있다.

이런 획기적인 선진 치료를 받을 수 있는 병원은 한정되어 있다. 따라서 어느 정도 나이가 들면 만일을 위해 준비해두는 것이 좋다.

지방에 살든 도시에 살든 만일의 사태에 대비해 가까운 곳에 혈관 내 치료가 가능한 병원이 있는지 알아둬야 한다.

## 5장

# 좋은 병원, 좋은 의사를 찾는 구체적인 방법

## 종합병원과 일반병원, 무엇이 최선인가?

작은 병원과 대학병원 같은 대형병원은 규모나 받을 수 있는 의료 서비스에 큰 차이가 있다. 감기에 걸리거나 배가 아픈 것처럼 몸이 조금 안 좋을 때는 어디로 가는 것이 좋을까?

이 경우에는 가까운 전문 병원에 가는 것이 좋다.

기본적으로 대학병원이나 국공립 대형병원은 일반병원에서는 다루기 어려운 병을 치료하기 위해 고도의 지식과 기술을 연마한 의사와 최신 설비를 갖추고 있다. 대학 의학부라는 교육 기간이기도 하고, 젊은 의사들의 수행의 장이기도 하다.

몸이 안 좋다고 느낄 때는 우선 가까운 병원에서 진료를 받는다. 거기에서 치료가 어렵다고 하면 치료가 가능한 대형병원을 소개받는다(물론 병원을 잘 선택하는 안목을 가지는 것이 중요하다). 가까운 병원을 찾을 때는 감기에 걸리면 호흡기내과, 배가 아프면 소화기내과처럼 증상에 맞는 전문 분야를 내건 병원에 가야 한다.

간혹 대형병원에 가야 제대로 진찰받을 수 있다며 가벼운 질병에도 난데없이 대형병원을 찾는 사람이 있다. 소견서 없이 대형병원을 찾아가면 진료비 외 추가 금액이 발생한다.

현재 후생노동성은 병원 각각의 역할(기능)을 분담하고, 서로 제휴함으로써 의료진의 부담을 줄이고 환자에게 체계적인 의료 서비스를 제공할 수 있는 정책을 추진하고 있다.

구체적으로는 응급병원이나 ICU(Intensive Care Unit, 중환자실, 집중치료실) 같은 고도의 진단 기술이나 치료를 제공하는 '고도 급성기', 심각한 증상이 있는 환자를 빨리 안정시키기 위한 의료 서비스를 제공하는 '급성기', 증상이 안정된 환자를 퇴원시키기 위한 의료 서비스나 재활치료를 제공하는 '회복기', 장기간 요양이 필요한 환자를 입원시키는 '만성기'처럼 환자의 증상에 따라 입원하는 병원을 나눠서 환자에게 체계적인 의료 서비스를 제공하고 있다.

고도 급성기나 급성기의 의료 서비스를 담당하는 대형병원에서는 감기나 설사 같은 가벼운 증상의 환자나 만성 지병을 앓고 있는 환자가 정기적으로 진찰받기 힘든 구조다.

병원의 기능을 체계적으로 나눔으로써 고도의 기술을 갖춘 의사와 입원 병상 수를 확보해 목숨이 오가는 위중한 환자를 빠르게 치료할 수 있다. 그와 동시에 병원과 의사의 부담도 줄어든다.

이것이 실현되면 구급차를 돌려보내는 '구급차 뺑뺑이'도 줄일 수 있다.

대형병원은 입원이 필요할 정도의 중증 환자를, 입원시설을 갖추지 않은 병원은 가벼운 증상이나 생활습관병처럼 통원이 필요한 환자를 받는 식으로 역할이 나뉘어 있다.

### 역할(기능)별 병상의 종류

*같은 병원 안에 다른 기능의 병상이 있는 경우도 많다.

| | |
|---|---|
| 고도 급성기 | 응급병원이나 ICU 같은 고도의 진단 기술이나 치료 (상급 종합병원) |
| 급성기 | 심각한 증상을 빨리 안정시키기 위한 의료 서비스 (종합병원, 전문병원) |
| 회복기 | 급성기 이후 퇴원시키기 위한 의료 서비스나 재활치료 (재활병원, 요양병원) |
| 만성기 | 장기 요양이 필요한 환자의 입원 (요양병원, 노인전문병원) |

한국도 일본과 유사하게 병원의 기능이 나뉘어 있지만 공식적인 구분은 덜 명확하다.

# 믿을 만한 주치의를 찾는 첫걸음

 우선 다니기 편한 병원에서 믿을 만한 주치의를 찾는 것이 중요하다.
 주치의를 찾는 일을 어렵게 생각하지 않아도 된다.
 예를 들어 감기에 걸렸다면 감기 증상에 맞는 의원을 찾아 진료받는다. 그리고 그 의사가 믿을 만하다면 감기가 아닐 때도 진료를 받으며 질병에 대한 고민 상담을 한다. 보통 좋은 의사라면 자신의 전문 분야가 아닌 경우에는 그 증상이나 질병에 적합한 병원 또는 의사를 소개해준다.
 믿을 만한 주치의를 찾기 위한 첫걸음은 건강할 때 증상별 병원을 찾아두는 것이다. 그 병원의 전문 분야 혹은 힘을 쏟고 있는 분야는 무엇인지, 개업한 지 몇 년째인지 등을 알아본다. 병원장의 경력도 중요하다. 소규모 병원은 병원장이 주치의인 경우가 많다. 개업하기 전에 근무한 병원이나 봉직의 시절의 연차, 전문 분야 등을 알아본다. 개인적으로 알아보기 힘들다면 진찰받으면서 직접 물어봐도 된다.

그리고 병원 후기 사이트에서 병원 이용자들의 후기도 확인한다. 다만 이는 개인적인 의견인 만큼 주의할 필요가 있다. 의사가 자신의 성향과 맞지 않으면 나쁜 후기를 남길 수 있고, 좋은 후기 중에는 광고가 있을 수도 있다. 후기가 열 개 이하인 병원은 이런 쏠림 현상이 있을 수 있으니 더욱더 신중하게 판단해야 한다.

정보 수집을 착실히 해서 주치의 후보를 여럿 찾아둔다.

몸 상태가 안 좋아져서 병원을 찾을 때는 그 전에 증상이나 질문할 것을 미리 메모해둔다. 그것을 바탕으로 치료에 대한 의견을 나누면서 믿을 만한 의사인지 아닌지 판단한다. 즉, 질문에 대한 대답을 통해 좋은 의사인지를 파악할 수 있다.

"다른 병일 가능성은 없습니까?" 같은 질문을 해보는 것도 좋다. 의사의 지식이 얕다면 명확하지 않은 두루뭉술한 답변이 돌아올 수 있다. 거짓말하는 의사는 좋지 않다. 그 자리에서 대답해주지 않더라도 "알아보겠습니다"와 같은 대응을 해주는 의사라면 환자를 생각하는 좋은 의사다.

최신 의료에 대해 끊임없이 공부하는 의사라면 "최근 좋은 약이 개발되었습니다", "작년에 새로운 치료법이 나와 현재 임상 시험 중입니다" 같은 말을 한다. 그런 화제가 나오지 않을 때는 "제 병에 대한 최신 의료 정보는 없습니까?"라고 질문해봐도 좋다. 대답을 들어보면 끊임없이 공부하는 의사인지 아닌지 판단할 수 있다.

또한 전문 분야 이외의 병에 대해 질문하는 것도 중요하다. 주치의로서 다양한 병에 대한 지식을 갖추어야 하기 때문이다.

그 병원에서 치료할 수 없을 때 다른 좋은 병원이나 의사를 소개해줄 수 있는지도 중요하다. 이를테면 암에 걸렸는데 주치의가 다른 병원을 소개해줄 수 없다면 스스로 병원을 찾아야 한다. 이런 의사는 평생 믿을 만한 주치의라고 할 수 없다.

좋은 병원이나 의사를 소개해주려면 의사 자신이 의료 네트워크를 넓히는 노력을 해야 한다.

나는 내 환자를 소개하고 싶은 의사가 있으면 꼭 만나본다. 그 의사를 찾아가 내 이야기를 먼저 하고, 환자를 소개해도 좋은지, 주의 사항이 있는지 자세히 묻는다. 아는 의사의 소개라면 더 친절하게 대해준다. 즉, 믿을 만한 의사와 네트워크를 확립하기 위한 노력이 필요하다.

내가 생각하는 좋은 의사(주치의)의 조건은 다음과 같다.

① **전문 분야가 있다**(전문의).

② **최신 의료 정보에 밝다**(학습 의욕이 있다).

③ **전문 분야 외의 질병에 대해서도 많은 지식을 갖고 있다.**

④ **각 증상에 따라 필요한 검사에 대한 조언을 할 수 있다.**

⑤ **이상이 발견됐을 때 좋은 의사를 소개할 수 있다**(신뢰할 수 있는 네트워크가 있다).

⑥ **커뮤니케이션 기술이 뛰어나다**(인성이 좋으면 더 좋다).

여기서 소개한 다양한 질문을 던져보고 좋은 의사인지 판별한다. 이것을 반복하다 보면 믿고 맡길 만한 의사를 만날 수 있다.

## 치료의 득과 실을 비교한다

　목숨이 오가는 큰 병이나 걸을 수 없을 만큼 고통이 심해 삶의 질이 현저히 떨어지는 병에 걸렸다면 다양한 검사를 해서 경우에 따라 수술을 받을 수도 있다. 다만 검사나 수술에는 적지 않은 위험이 수반된다.
　약도 마찬가지다. 당뇨병인 사람은 혈당치를 낮추는 약을 복용하는데 약에는 반드시 부작용이 따른다. 혈당치를 낮추는 약의 대표적인 부작용은 저혈당(혈당치가 너무 내려간 상태)이다. 간 기능 저하와 위장 장애도 빼놓을 수 없다. 하지만 부작용보다 약으로 혈당치를 낮춤으로써 얻는 이득이 더 크기 때문에 약을 먹지 않을 수 없다. 부작용이 생기면 다른 약으로 바꾸면 된다.

이처럼 의료 행위에는 반드시 득과 실이 존재한다.

물론 대부분의 의료 행위는 장점이 크기 때문에 치료를 받을지 말지 고민하는 경우는 거의 없다. 다만 목숨이 걸린 위중한 병에 걸렸을 때는 리스크가 큰 치료나 검사를 받을 수도 있다.

검사하다 장에 구멍이 뚫리거나, 수술이 실패해 신장을 잃거나 실명하는 심각한 상황에 빠질 수도 있다.

몸에 부담이 되는 검사나 큰 수술을 받을 때는 그로 인한 득과 실을 따져보고, 정말 필요한지 신중히 생각해야 한다. 특히 리스크에 대해서는 반드시 의사에게 확인해본다.

득에 비해 실이 큰 경우에는 정말 그 치료가 좋은지, 다시 한 번 검토하기 위해 세컨드 오피니언(100쪽 참고)을 받아보기를 추천한다.

예를 들어 암 수술은 리스크가 크다. 식도암은 수술하면 음식을 먹기 위한 훈련이 필요하다. 수술 후 음식을 제대로 먹을 수 없어 살이 빠지는 경우가 적지 않다.

전립선암은 수술 후에 소변이 새거나 성기능 장애 같은 후유증이 있을 수 있다.

이처럼 수술로 삶의 질이 크게 떨어질 리스크가 있을 때는 수술이 아닌 방사선치료나 호르몬 치료, 항암제 치료 등을 선택하기도 한다.

병원에서 다양한 치료법을 제안해주고 환자가 치료법을 선택하는 것이 가장 좋지만, 병원에 따라 방사선치료를 하지 않는 곳도 있다.

그런 경우에는 당연히 방사선치료에 대해 자세히 알려주지 않을 것이다. 말하자면 다른 병원을 소개하는 셈이기 때문이다. 하지만 환자 측에서 방사선치료의 가능성을 물어보거나 방사선치료를 하는 다른 병원에서 세컨드 오피니언을 듣고 싶다고 하면 거절할 수는 없다.

큰 리스크를 안고 있는 치료를 받아야 할 때는 치료법과 그에 적합한 병원이나 의사 정보를 모은다. 각각의 득과 실을 비교해본 후 치료받고 싶은 병원을 스스로 선택한다.

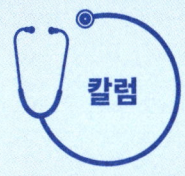

## 병원과 의사를 찾는 검색 기술

좋은 병원과 의사를 찾기 위해서는 인터넷 검색 기술이 필수다. 방대한 정보 속에서 나에게 꼭 맞고 필요한 걸 찾아내야 하기 때문이다.

검색을 할 때는 여러 키워드를 띄어쓰기로 구분하는 것부터 시작한다. '폐암, 신의 손'처럼 두 가지뿐만 아니라 '○○병원, 폐암, 수술 건수'처럼 최대한 많은 단어를 검색해보아야 원하는 정보를 얻을 수 있다.

기간을 설정하는 방법도 있다. 예를 들어 구글에서는 검색할 때 기간을 지정할 수 있다. '1년 이내'로 설정하면 최근 1년간의 정보만 검색된다.

이처럼 검색 기술을 높이면 좋은 병원과 좋은 의사를 찾는 데 도움이 된다.

연간 수술 건수는 그 병을 잘 고치는 곳인지를 판단하는 데 중요한 지침이 된다. 하지만 젊은 의사에게 경험을 쌓게 하기 위한 목적으로 수술 건수를 늘리려고 불필요한 수술을 하는 병원도 있기 때문에 병원 이용 후기를 포함해 다양한 정보를 종합적으로 판단하는 능력이 필요하다.

다빈치 수술을 한다면 최신 의료기기를 갖추고 있다는 증거다. 다빈치 수술 건수가 많다면 다빈치 조작에 숙련된 의사가 있다고 봐도 무방하다.

어느 분야의 전문의 수가 많으면 그 질병에 대한 정보와 기술이 많다는 이야기다.

종양내과 의사가 있는지도 확인한다. 종양내과 의사가 있다면 항암제에 대한 최신 정보를 가지고 있을 가능성이 높다. 방사선치료를 담당하는 방사선과 의사의 정보도 수집한다. 종양내과 의사나 방사선과 의사가 없고 외과만 있는 병원이라면 무조건 수술을 해버릴 수도 있으니 주의해야 한다.

한편 학벌주의가 남아 있는 병원에서는 좋은 의료 서비스를 받을 수 없다. 같은 대학 출신의 의사들이 모여 있는 곳은 의료기술이 발전하기 어렵다. 다른 대학 출신의 능력 있는 중견 의사나 젊은 의사를 받아들이는 환경이 중요하다.

교수진의 출신 대학을 확인해보면 쉽게 알 수 있다. 같은 대학 출신 교수들이 많다면 학벌주의가 남아 있다는 증거다.

미국에서는 병원 순위를 알려주는 잡지나 책의 신뢰도가 매우 높아서 최근에는 인터넷에도 일부 공개해 많은 환자들이 참고하고 있다. 이런 병원 순위나 수술 건수 같은 데이터를 참고하는 것도 하나의 방법이다.

병원 후기도 검색해본다. 5년, 10년 전의 오래된 후기가 아니라 최근 1년 이내의 후기를 중심으로 살펴본다. 이전에는 좋았는데 최근에는 평판이 좋지 않거나, 반대로 이전에는 평판이 안 좋았지만 최근에 개선된 경우도 있다.

앞에서 말한 것처럼 후기 중에는 조작된 것도 있을 수 있으니, 그 점도 주의하면서 참고한다.

## 좋은 의사와 병원을 찾을 때 확인해야 할 것

　수술을 받아야 하는 큰 병이나 통증이 가시지 않아 삶의 질이 떨어지는 병에 걸렸을 때 믿을 만한 주치의가 있는 경우에는 그 의사에게 상담하면 좋은 의사를 소개받을 수 있다.

　하지만 아직 믿을 만한 병원과 의사를 발견하지 못한 경우에는 처음 진료받은 의사에게 얻은 정보를 바탕으로 직접 좋은 의사와 병원을 찾아야 한다. 신뢰가 없는 의사가 시키는 대로 하면 안 된다. 소개받은 병원의 정보를 얻고, 다른 병원에 대해서도 스스로 정보를 수집해서 가장 좋은 병원이나 의사를 찾아야 한다.

어려운 수술이 필요한 경우에는 신의 손이라 불리는 실력이 뛰어난 의사를 찾아야 한다. 암을 깨끗이 제거하고 수술 후 회복도 빠른 실력이 좋은 외과의, 심근경색을 예방하는 카테터 시술 전문의, 통증을 없애주는 우수한 의사를 찾는다.

지명도가 높은 신의 손이 아니어도 실력이 좋은 훌륭한 의사들이 전국에 있다. 좋은 의사를 찾기 위해서는 시간을 들여 정보를 수집해야 한다.

## 좋은 병원을 찾는 구체적인 방법

우선 최초로 진단한 의사에게 병이나 치료법에 대해 자세히 듣고 설명을 잘 기록해둔다. 그리고 소개해준 병원이나 의사에 대한 정보를 알아낸다.

이때 바로 소견서를 받지 말고 일단 집으로 돌아온다. 그리고 병원에서 들은 이야기를 바탕으로 더 자세한 정보를 찾아 자신의 의견을 정리한다.

인터넷을 이용해 정보를 수집할 때는 '위암 전문의', 'OO병원 폐암 수술 건수'처럼 여러 키워드를 조합해서 검색한다.

지역은 광범위하게 설정한다. 자신의 목숨과 수술 후 삶의 질과 관련된 일인 만큼 가까운 병원으로 한정해서는 안 된다. 비행기를 타고 가서 치료를 받아도 좋다는 마음가짐으로 넓은 범위에서 찾아본다.

예를 들어 폐암 관련 후보 병원을 찾았다면, 다음과 같은 것을 메모해둔다.

- 연간 수술 건수는 몇 건인가?
- 다빈치 수술을 하는가? 그 수술은 몇 건인가?
- 흉부외과 전문의는 몇 명인가?
- 종양내과 전문의는 있는가?

### 좋은 병원을 찾는 방법(폐암의 경우)

**1. 병명으로 검색한다.**
→ '폐암, 병원' 등을 검색해 여러 후보를 추린다.

↓

**2. 병원 정보를 검색한다.**
→ 수술 건수, 다빈치 수술 건수, 폐암 전문의 수, 교수진의 출신 대학 등을 조사한다.

↓

**3. 후기를 검색한다.**
→ 병원에 대한 후기(평판)를 찾아본다.

↓

**4. 후보를 비교해서 의사를 선택한다.**
→ 여러 병원에 대한 정보를 수집한 뒤
종합적으로 비교, 판단해서 의사를 결정한다.

## 좋은 의사를 찾는 구체적인 방법

병원을 정했다면 이번에는 의사에 대한 정보를 모을 차례다.

좋은 병원에는 으레 좋은 의사가 많지만, 자신의 담당의가 꼭 좋은 의사라는 보장은 없다. 또한 앞에서도 언급했지만 수술은 반드시 그 병원에서 가장 실력이 뛰어난 의사에게 받아야 한다. 따라서 의사에 대한 정보 수집도 중요하다.

무조건 전문의여야 한다. 대형병원에는 전문의 외에 지도전문의가 있다. 지도전문의란 전문의를 목표로 하는 의사나 전문의를 지도하는 의사를 말한다.

지도전문의는 각 학회에서 인정받아야 한다. 예를 들어 전문의가 되고 나서 5년 이상의 경력이 있거나, 학회에서 2회 이상 발표했다든가 하는 조건이 있다. 학회마다 조건이나 기준은 다르다.

현재 새로운 전문의 제도가 정비 중이어서 지도전문의의 기준이 아직 명확하지는 않다. 따라서 지도전문의인지 아닌지는 그다지 신경 쓰지 않아도 된다. 지도전문의 자격 여부보다는 진료와 수술 경력을 확인하는 게 더 중요하다.

의사가 제 몫을 하려면 20년 이상 걸린다. 의학부를 졸업하면 20대 중반이니, 40대 중반이 넘은 의사라면 나름 경력을 쌓았을 것이다. 한편 수술은 아무리 경력이 많아도 나이가 들면 노안이 오거나 판단력과 순발력이 떨어지기 때문에, 60대 중반이 넘은 의사에게는 수술받지 않는 것이 좋다. 수술해야 한다면 40~50대 의사가 좋다.

수술 이외에도 경험이 중요하다. 이를테면 항암 치료를 한다면 지금까지 치료한 환자 수를 알아본다. 또한 새로운 유형의 항암제인 분자표적약을 사용하려면 최신 의료 정보를 계속 공부하는 노력이 필요하다. 분자표적약 사용을 적극적으로 홍보하는 병원이나 의사는 공부를 열심히 하고 있다는 증거다.

병원의 수술 건수 같은 데이터를 정리한 책이나 잡지에는 의사에 대한 자료도 실려 있다. 그러한 정보들을 찾아보는 것도 하나의 방법이다.

의사의 커뮤니케이션 기술도 중요한데, 이런 것은 인터넷 정보로는 알 수 없다. 경험치 등도 알아보는 데 한계가 있다. 이런 것들은 진찰받으면서 직접 물어보고 확인한다. 후기도 검색해서 찾아본다.

## 좋은 의사를 찾는 방법

**❶ 증상별로 후보를 찾아둔다.**

**① 증상별로 찾는다.**
감기가 심할 때는 호흡기내과 등
↓
**② 병원 정보**
전문 분야, 개업 시기, 통원하기 쉬운지 등
↓
**③ 원장 경력**
봉직의 시절에 근무한 병원, 연차, 전문 분야, 전문의 자격 등
↓
**④ 병원 후기**
해당 병원에서 치료받은 환자들의 후기

## ❷ 진료 전에 질문을 미리 준비한다.

### ① 증상을 메모해둔다.
↓
### ② 질문할 내용을 메모해둔다.

병, 치료 방법, 회복 기간, 일상생활에서 주의할 점, 의사의 경력, 의사의 학습 의욕, 다른 질병이나 최신 의료 정보 등

## ❸ 진료를 받는다.

사전에 준비한 것을 물어보고 믿을 만한 의사인지 파악한다.

**신뢰할 수 있다.** → 병원을 다니며 다시 한 번 확인한다.
**뭔가 부족하다.** → 다른 의사를 찾는다.

## 소견서를 받을 때 확인할 것들

병원이나 의사 후보를 찾았다면 초진을 받은 병원(현재 담당의)에서 소견서를 받는다. 좋은 병원을 찾아서 가고 싶은 경우에는 별문제 없이 소견서를 받을 수 있다.

하지만 좋은 의사를 발견한 경우에는 다르다.

소견서에 의사의 이름까지 쓰려면 의사끼리 친분이 있어야 한다. 따라서 환자가 좋은 의사를 발견하고 병원에 소견서를 써달라고 해도, 특정 의사 앞으로 소견서를 써주지는 않는다.

그럴 때는 소견서를 받기 전에 병원에 전화해서 원하는 의사에게 진찰받을 수 있는지부터 확인한다.

원하는 의사를 지명할 수 있다면 문제없다. 지명할 수 없는 경우에는 진찰받을 때 의뢰한다. 예를 들어 수술만이라도 원하는 선생님에게 받을 수 있도록 본인의 의견을 강하게 드러내야 한다. "OO 선생님 평판을 들었습니다. 꼭 OO 선생님께 수술받고 싶어요."

앞에서도 여러 번 이야기했지만 의사의 눈치를 볼 필요는 없다. 자신의 목숨과 치료 이후 삶의 질이 달린 일이기 때문에 적극적으로 자신의 의견을 밝혀야 한다.

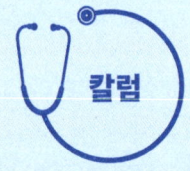

# 사례 수나 수술 건수를 있는 그대로 받아들이면 안 된다

병원을 선택하는 기준이 되는 수술 건수나 사례 수를 살펴볼 때도 주의해야 한다. 특정 환자의 질병 사례는 진단, 치료, 경과 등과 관련된 의료 정보를 종합적으로 기록하고 분석한 것이다.

주의해야 할 병원은 앞에서도 언급했듯이 젊은 의사에게 경험을 쌓아주기 위해 불필요한 치료를 하는 곳이다.

또 하나 주의가 필요한 병원은 경영 안정을 위해 불필요한 수술과 치료 또는 검사를 권하는 곳이다.

최근 들어 병원 경영이 어려워져 문을 닫았다는 뉴스가 자주 들린다. 경영을 안정시키기 위해 돈이 되는 수술이나 치료를 적극적으로 권하는 병원이 있다.

병원을 고를 때 수술 건수나 사례 수를 참고하는 사람이 많다. 병원 측도 이것을 알기 때문에 수술 건수나 검사 건수를 늘리려고 불필요한 수술이나 치료를 한다.

순환기내과 전문의에게 충격적인 이야기를 들은 적이 있다. 카테터 시술 사례 수도 많고, 미디어에도 언급된 어느 병원이 경영을 위해 불필요한 고액의 카테터 시술을 하고 있다는 것이다. 이 병원은 의사의 윤리를 전혀 지키지 않고 있다.

유감스럽게도 이처럼 윤리적이지 않은 병원이 실제로 존재한다.

좋은 병원이나 의사를 찾을 때 수술 건수나 사례 수도 중요하지만, 병원 이용 후기도 살펴보고 종합적인 판단을 내려야 한다.

## 동의서에 서명하기 전에 생각해야 할 것

　병원에서 수술이나 검사를 받을 때는 다양한 서류에 서명해야 한다. 그중에는 의사에게 검사나 치료에 대한 설명을 듣고 환자가 이해했음을 확인하는 동의서가 있다.
　동의서에 서명이 필요한 것은 병원 측의 사정이다. 왜냐하면 수술이나 리스크가 높은 검사는 100% 성공을 장담할 수 없고, 실패할 위험이 있기 때문이다. 예기치 못한 사태가 벌어졌을 때 환자나 가족이 이의를 제기하거나 소송을 하지 못하도록 동의서에 서명을 받아둔다. 환자 입장에서 동의서에 서명을 안 할 수는 없다.

의사는 큰 수술이나 리스크가 높은 검사를 할 때 '사전 동의'라고 해서 환자에게 어떤 치료, 어떤 검사인지 잘 설명하고 이해와 동의를 받을 의무가 있다.

설명이 끝나면 환자에게 동의서에 서명하라고 재촉하는데, 이때 불안하다면 질문을 더 해서 충분히 납득한 다음에 서명한다.

서명하기 전에 꼼꼼히 확인해야 한다.

이해가 안 되는 부분이 있다면 다른 병원이나 의사를 찾아가서 세컨드 오피니언을 듣는다. 의사의 말을 무조건 믿고 동의서에 별생각 없이 서명해서는 안 된다.

의료 실수는 누구에게나, 언제나 일어날 수 있는 일이다. 따라서 환자들은 반드시 충분한 설명을 듣고 이해해야 한다. 서명은 그다음에 해도 된다.

리스크를 최소화하기 위해, 그리고 의료 실수가 일어난다 해도 나중에 후회하지 않기 위해서라도 좋은 의사를 찾는 노력을 게을리해서는 안 된다.

## 질문 잘하는 환자가 좋은 의사를 찾는다

　주치의를 찾든 대형병원 봉직의를 찾든 의사의 커뮤니케이션 기술을 중요하게 생각해야 한다. 인성이 좋으면 더 좋다. 인격은 무시할 수 없는 요소다.

　고혈압이나 당뇨병 같은 지병이 있다면 죽을 때까지 주치의를 만나야 한다. 인성이 안 좋거나 설명을 이해할 수 없는 의사가 주치의라면 계속 진료를 받기 힘들다.

　한편 편하게 이야기할 수 있는 의사라면 병원을 다니는 것 자체가 힘들지 않다.

　개인적인 의견이지만 환자의 치료에 진지하게 임하는 의사를 싫어하는 사람은 없다. 이런 의사들은 환자를 위해 열심히 공부하고, 인간적으로도 훌륭하다. 신의 손이라고 불리는 슈퍼 닥터일수록 이런 경향이 더 강하다. 결국 인격도 뛰어나야 좋은 의사다. 물론 의사와 환자의 궁합도 잘 맞아야 한다.

이성적인 환자는 쓸데없는 말을 하지 않고 병에 대해 논리적으로 설명해주는 의사에게 호감이 갈 것이다. 감성이 풍부한 환자는 호응을 잘해주는 의사에게 매력을 느낄 것이다. 어떤 경우든 환자의 치료에 진지하게 임하는 의사는 좋은 의사다.

앞에서 "의사에게 질문을 많이 해라", "의사의 대응을 보면 좋은 의사인지 아닌지 판단할 수 있다"라고 이야기했는데, 역시 맞는 말이다.

좋은 의사라면 대답하기 어려운 질문은 물론 환자가 충분히 이해할 때까지 제대로 설명해준다. 기분 나빠하거나, 귀찮은 듯이 대답하거나, 질문에 제대로 대답해주지 않는 의사는 좋은 의사라고 할 수 없다. 이런 경우에는 의사를 바꾸는 것이 좋다.

검사나 수술을 받기 전에 의사에게 설명을 듣다 보면 의료 전문 용어를 못 알아듣는 경우도 있다. 그럴 때는 그 자리에서 질문하자. 좋은 의사라면 환자가 이해할 수 있도록 다시 설명해준다.

다만 여기서 환자가 이해한다는 것은 검사나 치료에 대해 상세한 내용까지 알아듣는다는 뜻이 아니다.

그 검사나 치료가 왜 필요한지, 그에 따르는 리스크는 어떤 것이 있는지, 치료하지 않고 방치하면 어떻게 되는지, 검사나 치료를 했을 때의 득과 실에 대한 설명 정도다. 환자가 이 내용을 이해하면 검사나 치료를 받을지 판단할 수 있다.

경험이 적은 의사일수록 전문 용어를 남발하는 경향이 있다. 환자에게 알기 쉽게 설명할 수 없다는 것은 그 의사의 경험이 적고, 커뮤니케이션 기술이 부족하다는 증거다.

환자가 이해하기 쉽게 설명하는 능력은 좋은 의사의 조건 중 하나다. 궁금한 게 있다면 질문한 다음에 판단한다.

# 6장

## 의사를 잘 선택하기 위해 '환자력'을 키우자

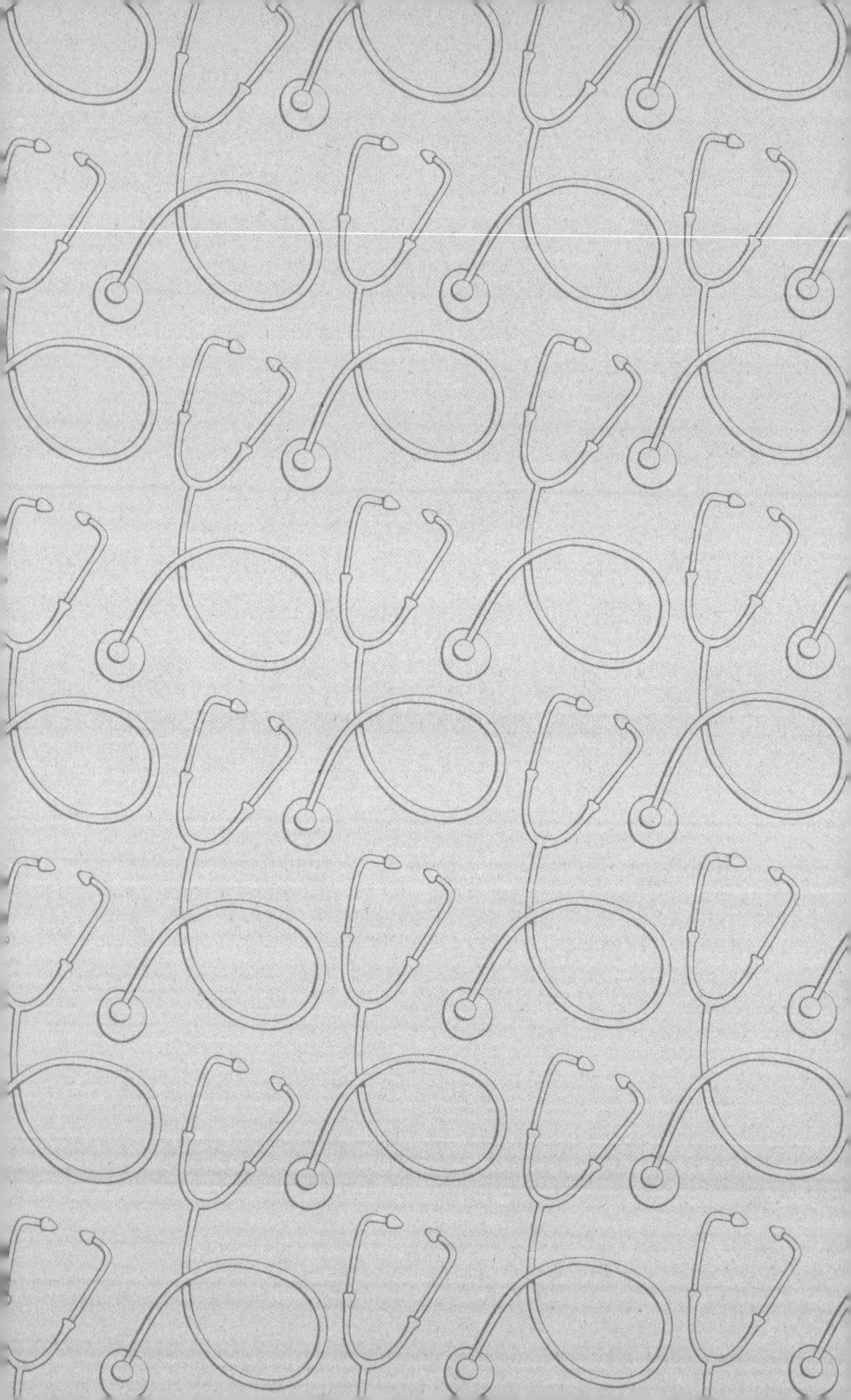

## 최상의 의료 서비스를 받기 위한 자세

지금까지 좋은 병원이나 좋은 의사를 찾는 데 도움되는 정보를 소개했다. 좋은 의료 서비스를 받으려면 중요한 것이 한 가지 더 있다.

치료를 전적으로 의사에게 맡기는 것이 아니라 환자 본인이 병에 맞서 치료에 임하는 자세다.

구체적으로는 병이나 치료에 대해 스스로 공부하고, 필요하다면 먹는 것도 신경 쓰고, 운동 등으로 일상생활을 개선하고, 의사와 적극적으로 소통한다.

환자 본인이 할 수 있는, 좋은 의료 서비스를 받기 위한 자세를 '환자력(患者力)'이라고 한다. 다른 말로는 '건강 리터러시(health literacy)'다.

자신이 앓고 있는 병의 치료법을 조사하는 등 정보를 수집하는 것이 중요하다. 특히 좋은 병원과 좋은 의사를 찾는 것은 가장 중요한 일이다.

의료기술이 발전하고 다양한 치료법이 존재하는 현대에는 전적으로 의사에게 맡기는 것이 아니라 환자 본인의 의견도 매우 중요하다. 극단적으로 말하자면 '어떻게 살고 어떻게 죽을지'를 선택할 수 있는 시대가 되었다.

아무것도 알아보지 않고 의사가 시키는 대로 치료받는 수동적인 자세로 임한다면 "이럴 리가 없는데", "왜 이런 일이 벌어졌지" 하면서 후회하는 일이 생길 수도 있다. 치료에 대해 적극적으로 알아보고 스스로 납득했다면 후회할 일도 적어진다. 물론 믿을 만한 의사를 만났다면 어느 정도 의사에게 맡겨도 좋다.

병원이나 의사를 선택하는 것 이외에 스스로 환자력을 키울 수 있는 포인트를 소개한다.

## 매년 내 몸 상태를 확인한다

건강하게 살려면 우선 자신의 몸 상태를 잘 알아야 한다. 열이 나거나 설사를 하거나 기침이 멎지 않는 증상이 있으면 당연히 병원을 찾아야 하지만, 건강하더라도 1년에 한 번은 검진을 받아야 한다.

혈압이나 혈당치 이상, 초기 감기 증세와 같은 자각 증상이 거의 나타나지 않는 질병도 많다. 정기검진을 받으면 수치에 이상이 있을 때 빠르게 대처할 수 있다. 몸의 이상은 물론 심각한 질병을 조기에 발견하기 위해서라도 정기적으로 검사를 받는 것이 좋다.

국민건강보험제도에 따라 1년에 한 번 무료로 건강검진을 받을 수 있다. 회사에 다니는 사람은 본인은 물론 가족까지 기업에서 실시하는 건강검진을 받을 수 있다.

이런 제도를 이용해 자신의 건강 상태를 매년 확인한다.

그런데 건강검진에서 모든 검사를 받을 수 있는 것은 아니다. 이는 종합건강검진도 마찬가지다.

예를 들어 폐암을 조기에 발견하려면 흉부 CT 검사를 받아야 하는데 건강검진이나 종합건강검진의 검사 항목에 포함되어 있지 않은 경우가 많다. 대장암을 조기에 발견하려면 대장내시경 검사를 해야 하는데 이것 역시 건강검진이나 일반적인 종합건강검진에 포함되어 있지 않다.

한편 건강검진이나 종합건강검진에는 불필요한 검사도 있다.

예를 들어 위 조영검사로는 위암을 조기에 발견할 수 없다. 이 검사로 위암을 발견했을 때는 초기가 아니라 이미 상당히 진행된 상태다. 그뿐만 아니라 위 조영검사는 방사선 피폭 위험이 있어 몸에 좋지 않다. 이 검사는 얻는 것보다 잃는 것이 더 많다. 위암을 조기에 발견하려면 위내시경 검사를 해야 한다.

## 검사 결과에 민감해져라

건강검진을 받은 뒤, 검사 결과에 이상이 있어도 제대로 치료하지 않고 그대로 방치하는 사람들이 있다.

당뇨병을 예로 들면 검사 결과 이상이 발견되어도 절반 정도는 병원에 다니지 않고 치료도 받지 않는다. 최근에는 60% 정도가 치료를 받는 것으로 보고되었는데 여전히 나머지 40%는 치료를 받지 않는다.

자각 증상이 없어서 괜찮다는 생각은 큰 착각이다. 혈당치 이상으로 지금 당장 어떤 일이 일어나지는 않지만, 앞으로 심각한 병을 일으킬 가능성이 높다. 심근경색으로 돌연 쓰러지거나 뇌경색으로 반신불수가 되거나 암에 걸릴 확률이 높다.

혈당치 외에도 마찬가지다. 검사에서 이상이 나왔을 때는 반드시 치료받아야 한다. 건강하게 오래 살기 위해 굉장히 중요한 일이다.

"혈당치가 높습니다. 당뇨병입니다"라는 말을 들으면 충격을 받을 수도 있다. 그래도 요즘은 좋은 약이 많이 개발되었고, 당뇨병 환자들의 수명도 길어졌다. 정기적으로 병원에 다니면서 적절한 치료를 받으면 다른 병도 조기에 발견할 수 있다. 잔병 치레를 많이 하는 사람이 오히려 장수한다는 말이 있다. 병이 있다고 우울해할 필요는 없다.

다만 이것은 좋은 병원, 좋은 의사를 찾아 적절한 치료를 받았을 때의 이야기다. 그러기 위해서라도 이 책에 소개한 정보를 잘 활용하길 바란다.

## 1년에 한 번 꼭 받아야 하는 검사와 그렇지 않은 검사

| ○ 꼭 받아야 하는 검사 | |
| --- | --- |
| 혈액검사<br>소변검사 | 심각한 병을 초래하는 혈당치나 LDL 콜레스테롤 수치에 이상이 있는지 확인할 수 있다. 간이나 신장 기능이 저하됐는지 알 수 있다. |
| 목부터 하복부까지<br>CT 검사 | 폐, 췌장, 간 등 촬영한 부위의 암을 조기 발견할 수 있다.<br>단, 방사선 피폭 위험이 있다. |
| 위내시경 검사 | 위, 식도, 십이지장 암을 조기 발견하고 치료할 수 있다. |
| 대장내시경 검사 | 대장암을 조기 발견하고 치료할 수 있다. |

| | |
|---|---|
| 뇌 MRI 검사 | 뇌경색, 지주막하출혈 위험성을 조기 발견할 수 있다. |
| 관상동맥 MRI 검사 (고혈압, LDL 콜레스테롤 수치가 높은 사람) | 심근경색 위험성을 조기 발견할 수 있다. |
| 유방 MRI 검사 (여성) | 유방암을 조기 발견할 수 있다. |
| 전립선 마커 (PSA, 남성) | 전립선암을 조기 발견할 수 있다. |

## △ 받아도 좋고, 받지 않아도 되는 검사

| | |
|---|---|
| 대변잠혈 검사 | 치질은 발견할 수 있지만, 대장암을 조기 발견할 수는 없다. |
| 심전도 | 심장질환은 발견할 수 있지만, 중증 심장 질환을 놓치는 경우가 종종 있다. 검사를 받아서 손해 볼 건 없다. |
| 복부 초음파검사 | 복부 암을 조기 발견할 가능성은 낮다. 방사선 피폭 위험은 없다. |

| ✕ 받지 않는 것이 좋은 검사 | |
|---|---|
| 위 조영검사 | 위암, 식도암을 조기 발견할 수 없다. 방사선 피폭 위험이 높다. |
| 흉부 엑스레이 검사 | 폐암을 조기 발견할 수 없다. 방사선 피폭 위험이 있다. |

# 약과
# 친구처럼 지내는 법

 건강검진 결과 수치에 이상이 나타났다고 해서 바로 약을 복용해야 하는 경우는 많지 않다. 우선 식생활이나 운동 같은 생활 습관을 고치길 권한다.

 그런 다음에도 수치가 좋아지지 않으면 그때는 약을 먹어야 한다.

 환자 중에는 "부작용 때문에 약은 먹고 싶지 않습니다"라고 말하는 사람도 있다. 물론 부작용이 없는 약은 없다. 하지만 부작용이 있더라도 약을 먹음으로써 얻는 이익이 더 크기 때문에 약은 잘 챙겨 먹는 것이 좋다.

기본적으로 의사는 환자에게 필요한 약만 처방한다. 필요 없는 약을 처방하는 의사는 없다. 약 복용에 저항이 있다면 왜 그 약을 먹어야 하는지 의사에게 물어본다. 의사의 설명을 듣고 이해되면 약 복용에 대한 저항감이 사라지거나 줄어들 것이다.

약 복용뿐만 아니라 치료나 검사도 마찬가지다. 약을 줄이고 싶을 때는 마음대로 줄이지 말고, 반드시 주치의와 상담 후 줄여야 한다. 약은 얼마든지 줄일 수 있다.

최근 심근경색 치료제로 새로운 약이 개발됐다. 이전에는 매일 먹어야 했는데, 이 약은 일주일에 한 번 또는 한 달에 한 번 스스로 주사를 놓으면 수치가 극적으로 떨어진다. 이 약은 보험 적용도 된다.

또한 여러 병원에 다니는 경우에는 약 수첩을 들고 다니면서 복용 중인 약을 의사에게 공유해야 한다. 번거롭고 귀찮더라도 병원에 갈 때는 반드시 약 수첩을 지참하고 무슨 약을 먹고 있는지 의사에게 알려야 한다.

## 의사에게 증상을 정확하게 전달한다

몸에 이상을 느끼고 병원을 찾았을 때는 증상을 가능한 정확하고 구체적으로 의사에게 전달해야 한다.

그런데 적지 않은 환자들이 자신의 증상을 제대로 전달하지 못한다. 열심히 준비해도 막상 진료실에 들어가면 잊어버리거나 설명을 제대로 못 한다.

환자에게 증상을 듣는 문진은 의사가 진단을 내리는 데 중요한 요소다. 따라서 자신의 증상을 정확하게 설명할 수 있도록 진료실에 들어가기 전에 미리 정리해둔다.

수첩이나 스마트폰에 메모해두면 좋다. 어떤 증상이 언제부터 시작되었는지, 증상이 어느 정도인지, 증상이 나타나는 간격은 어떤지 등 구체적으로 전달해야 한다.

다리가 아프다면 어디가 어느 정도로 아픈지를 정확하게 전달한다. 아픈 이유가 있다면 그러한 사항도 빼놓지 말고 의사에게 알린다.

과거 병력이나 검사와 수술을 받은 적이 있다면 그 또한 전달한다. 복용 중인 약이 있다면 약 수첩을 반드시 지참한다.

보통 초진 때 병력, 몸의 상태, 복용 중인 약, 가족력 등을 문진표에 기입한다. 대형병원은 전자진료기록카드에 환자의 정보를 입력해 진료 의사는 물론 검사 의사나 촬영기사, 마취과 의사, 약사, 간호사 등 모든 의료진이 공유한다.

반대로 아프다거나 불안하다는 이야기는 자제하는 것이 좋다. 의사들도 환자가 아파서 힘든 건 이해하지만 의사들이 듣고 싶은 말이 아니다. 이런저런 이야기를 하고 싶겠지만 너무 장황하게 이야기하면 의사가 불편해할 수도 있다. 병 진단과 관계없는 정보이기 때문이다. 의사는 치료를 위해 알아두어야 하는 내용을 듣고 싶어 한다.

의사와 소통을 잘하려면 필요한 말을 전달하고 나서 의사의 질문에 정확하게 대답하면 된다.

병원에 가기 전에 다음 여섯 가지 항목을 메모해둔다.

- 몸 어디에, 어떤 증상이 있는가?
- 그 증상은 주로 언제 나타나는가?
- 언제부터, 얼마나 자주 나타나는가?
- 현재 약을 복용하고 있는가?(복용 중인 약을 보여준다)
- 다른 병원에서 검사나 치료를 받았는가?(최근 치료 내용을 보여준다)
- 이전에 어떤 병에 걸렸는가?(과거 병력)

또한 의사의 설명도 메모한다. 의사가 생활 습관 중 신경 써야 할 부분을 알려주면 잘 적어두었다가 나중에 확인한다.

초진이거나 오랜만에 진찰을 받는 경우라면 병원에 예약하고 가기를 권한다. 바쁜 시간에 가면 의사가 많은 시간을 할애하지 못할 수 있다.

초진의 경우 증상을 처음부터 자세히 설명해야 한다. 오래 다녀 증상을 잘 파악하고 있는 병원에 비해 처음 방문하는 병원은 진찰하는 시간과 수고도 배로 들 수밖에 없다.

급하지 않다면 전화로 혼잡하지 않은 요일이나 시간대를 물어보고 예약한 뒤 내원한다. 좋은 의료 서비스를 받기 위한 중요한 포인트다.

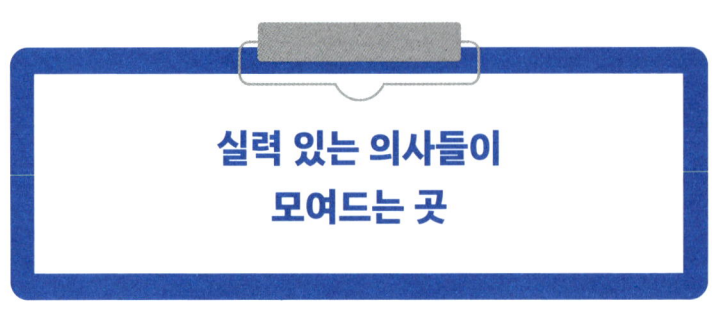

지금까지 의사를 선택하는 법을 소개했다. 덧붙여 추천할 만한 훌륭한 병원 두 곳을 소개하고 그 이유를 알아본다.

### 준텐도대학 의학부 부속 준텐도의원

이 병원은 특히 외과가 훌륭하다. 준텐도의원(본원)은 외과계 교수가 의학부장이었을 때 병원 방침을 바꾸었다.

"앞으로는 학벌이 아닌 수술을 잘하는 선생님을 교수로 임용한다."

 학벌을 중시하는 대학 의학부는 대학에서 우수한 사람을 교수로 임용한다. 대학 졸업자 중 교수에 어울리는 인재가 없을 때는 다른 대학 출신을 임용한다. 이 경우 본 대학보다 등급이 높은 대학을 졸업한 사람을 임용하는 것이 일반적이다. 여기서 등급이라는 것은 대학 입시의 기준이 되는 의대 순위를 말한다.
 따라서 상위 대학 출신은 교수가 될 수 있지만, 하위 대학 출신이 교수가 되기는 쉽지 않다.
 학벌주의를 타파한 준텐도의원은 외과 중 폐암을 담당하는 흉부외과 교수 자리에 국립암연구센터 중앙병원에서 수술 경험을 많이 쌓은 일본 제일의 명의를 임명했다. 소화기외과 교수는 민간병원이기는 하지만 최근 국립암연구센터 중앙병원만큼 평판이 좋은 암연구아리아케병원 출신이다.
 이런 훌륭한 의사를 교수로 임용하자 상태가 좋지 않았던 환자들의 건강이 회복되었고, 언론에 거론되면서 유명해져 준텐도의원을 찾는 환자가 나날이 늘어갔다. 하루 외래 환자 수가 3천~4천 명으로, 그야말로 문전성시를 이룰 기세다.
 병원의 수익이 올라가자, 준텐도대학은 의학부 학비를 내렸다. 현재 사립대학 의학부 중 학비가 저렴한 대학 순위 1, 2위를 다투고 있다. 그 결과 부모의 경제 수준과 관계없이 우수한 학생들이 준텐도대학에 진학해 의학부 학생들의 수준도 높아졌다.

 게다가 병원의 수익이 늘자, 고액의 최신 의료기기 도입도 수월해졌다. 학벌주의를 타파하자 다방면으로 이점이 늘어났다. 최근 비슷한 생각을 하는 곳들이 늘어나면서 학벌에 연연하지 않는 대학병원도 등장했다. 하지만 아직까지 대부분의 대학병원은 학벌주의에서 벗어나지 못하고 있다.

## 세이로카국제병원

 관동지방에서 유명한 민간병원이다. 이곳의 의사로는 장수한 것으로 유명한 히노하라 시게아키가 있다.
 이곳은 의사이기도 했던 미국인 선교사가 설립한 병원이다. 영어로는 'St. Luke's International Hospital'이다. 세이로카의 정식 발음이 '세인트 루카'다. 병원명은 《신약성서》의 〈누가복음〉을 쓴 성 루카(의사나 화가의 수호성인으로 알려져 있다)에서 따온 것이다.
 병원의 역사에서도 짐작할 수 있듯이 세이로카국제병원은 미국의 의료 방식을 지향한다. 구체적으로 말하자면 "환자를 편안하게 하는, 환자 중심의 의료 서비스를 제공하는 병원"이다.
 일본의 병원, 특히 대학병원이나 국공립병원은 접수처 직원들도 무뚝뚝하고 의사들도 '싫으면 오지 말든가' 식의 태도인데, 세이로카국제병원은 전혀 다르다.

이는 세이로카국제병원의 설립자 루돌프 토이슬러(Rudolf Teusler)가 남긴 말이자 병원의 이념에도 잘 드러나 있다.

"기독교의 사랑하는 마음이 사람들을 고통에서 구하고자 하면 고통이 사라지고 다시 태어난다. 이 위대한 사랑의 힘을 누구나 알 수 있도록 계획하고 만든 살아 있는 유기체가 바로 이 병원이다."

이 병원 역시 학벌에 매달리지 않는다.

일반적으로 대학병원 교수는 그 대학의 의학부를 졸업한 의사들이 점령한다. 하지만 세이로카국제병원은 부속 의대가 없기 때문에(간호대학은 병설. 2014년에 세이로카국제대학으로 개칭) 전국의 우수한 의사들이 모여든다.

특히 유방암 치료는 일본 최고로 알려져 있다. 치료 전에 면밀한 검사를 해서 암이 있는지 없는지, 암이라면 어디에 있는지, 어디까지 퍼졌는지 확인한 다음 치료를 시작한다. 유능한 방사선과 의사도 바로 세이로카국제병원에 있다.

또한 심근경색 같은 중대한 순환기질환도 매우 높은 평가를 받고 있다. 순환기내과와 외과가 잘 연계해서 환자를 살리기 위한 체제를 갖춘 덕이다.

심근경색은 응급체제가 굉장히 중요한데 세이로카국제병원

의 응급의료는 일본 최고 수준이다.

세이로카국제병원은 24시간, 야간은 물론 낮에도 구급 환자를 받는다.

과거 '도쿄 지하철 사린 사건'(1995년 신흥 종교단체인 옴진리교가 도쿄 지하철 차량 내에 신경가스 사린을 살포해 다수의 사상자가 발생한 테러 사건)이 발생했을 때도 인근 병원이 원인 불명의 환자 이송을 거부하는 가운데 세이로카국제병원은 모든 환자를 받아주었다.

많은 환자들이 한꺼번에 이송되는 바람에 당연히 침상이 부족했다. 그래서 병원 내에 설치되어 있는 예배당을 해체하고 복도에서 환자들을 치료했다. 덕분에 목숨을 건진 환자들이 많았다. 당시 현장 책임자로 진두지휘했던 의사가 현재 병원장으로 활약하고 있다.

준텐도의원과 세이로카국제병원 모두 훌륭한 병원이다. 두 병원 모두 학벌에 얽매이지 않아 전국의 우수한 의사들이 모인다는 공통점을 가지고 있다.

대학병원에 가기 전에 그 병원 교수들의 출신 대학을 조사해보자. 그 대학 출신 교수만 있다면 그 병원은 학벌에 매달리는 병원이니 좋은 병원이라고 할 수 없다.

마지막으로 한마디 덧붙이자면, 최근 대형병원들은 의료 서비스 개선을 위해 많은 노력을 하고 있기 때문에 신의 손을 지닌 의사에게 진료받을 가능성이 있다. 암의 경우, 한두 달 만에 갑자기 병세가 악화되는 경우는 거의 없다. 신의 손의 순서를 기다리는 것도 좋은 방법이다.

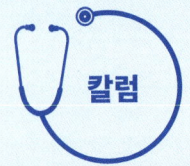

# 눈에 띄지 않지만 중요한 의학 연구

 외과나 순환기내과, 방사선과 의사는 많은 환자들의 목숨을 구하는 훌륭한 의사들이다. 그들 뒤에는 그들의 치료를 지지해주는 다른 훌륭한 의사들이 있다. 바로 새로운 치료법을 개발하기 위해 의학 연구에 매진하는 의사들이다.

 의학 연구는 임상과는 전혀 다른 차원에서 많은 환자들을 구할 수 있다.

 예를 들어 심장 기능이 안 좋아지는 '심부전'은 죽음에 이르는 대표적인 병이다. 일본에서도 심장병으로 죽는 사람이 늘고 있다. 심부전을 치료할 수 있다면 많은 환자를 구할 수 있다.

 한 40대 의사가 심부전 치료에 도전하고 있다. 임상 의사와는 전혀 다른 관점이지만 이분도 훌륭한 의사다. 장래 이 의사의 연구가 많은 심장병 환자들의 목숨을 구할 것이다.

 의학 연구는 매우 중요한 분야이지만, 유감스럽게도 현재 일본에서는 의학 연구에 뛰어드는 의사가 점점 줄어드는 추세다. 이는 의료계뿐 아니라 모든 연구 분야가 마찬가지다.

 지금까지 연구 분야에서 일본인 노벨상 수상자가 몇 년에 한 번씩은 나왔는데 앞으로는 줄어들 것으로 우려된다. 그만큼 일본의 연구 분야가 위기에 처해 있다. 그중에서도 의학 연구는 사람의 생사가 달린 중요한 분야이기 때문에 연구자가 감소한다는 것은 큰 문제다.

의학 연구는 세상 사람들의 눈에 띌 기회가 적어 거의 알려져 있지 않다. 극히 소수이지만 이 길을 택하고 보다 나은 치료법을 개발하기 위해 밤낮없이 연구에 몰두하는 의사들이 있다는 사실을 많은 사람들이 알아주었으면 한다.

# 7장

## 최고의 의료 서비스를 받는 법

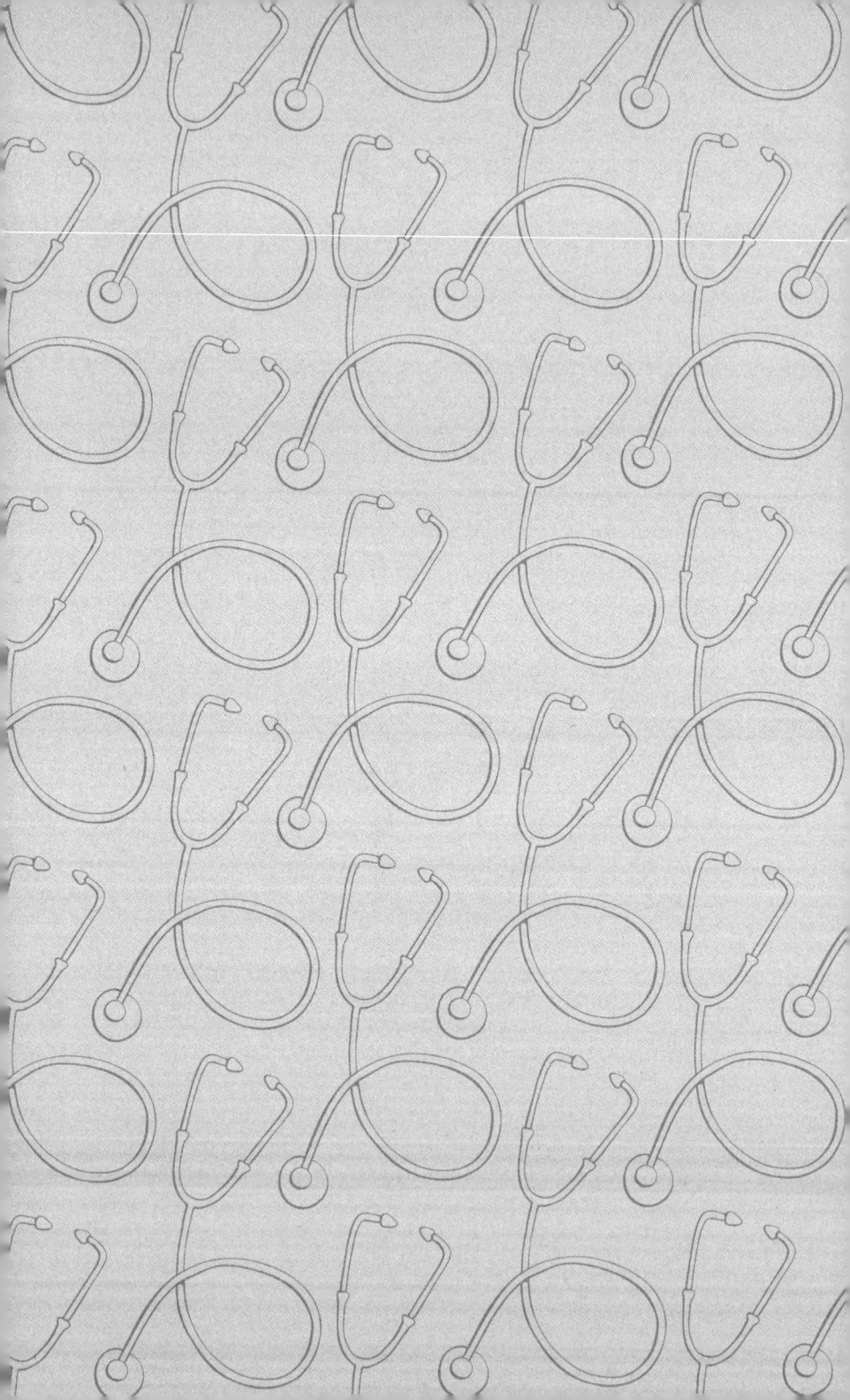

# 미국의 환자들이
# 깐깐하게 의사를 선택하는 이유

　일본 의료계가 세계 제일이라고 생각하는 사람이 얼마나 될까? 그렇게 생각한다면 큰 착각이다. 미국과 유럽이 훨씬 앞서 있다.

　일본은 국민개보험(한국의 국민건강보험과 비슷하다)이라는 매우 훌륭한 공적의료보험제도가 있어서 모든 국민이 저렴한 비용으로 진료받을 수 있다.

　하지만 유감스럽게도 누구나 저렴하게 진료받을 수 있다는 이점이 걸림돌이 되어 최고의 의료 서비스를 받고 싶어도 받을 수 없는 현실이다.

미국은 돈이 있는 사람은 최고의 의료 서비스를 받기 위해 좋은 병원을 찾아 원하는 곳에서 진료받을 수 있는 시스템이 갖춰져 있다.

미국의 의료비는 매우 비싸서 1일 입원비만 1천만 원이 넘는 병원들이 많다.

부자들은 목숨이 달린 일이기 때문에 비싸더라도 최신 의료 서비스를 원한다. 고도의 의료 서비스를 받을 수 있다면 돈을 아끼지 않는 환자들의 요구에 맞춰 병원과 의사들은 최신 기기를 도입하고 최신 기술을 익힌다. 그 결과 의료 수준이 점점 높아지고 있다.

## 의료 선택지가 많은 미국의 보험제도

미국에도 의료보험제도가 있다. 민간 보험회사가 여러 곳 있고, 기업이 각각 보험에 가입한다. 보험회사에 따라 가입 조건이나 내용이 다르고, 같은 보험회사 안에서도 등급이 나눠져 있다. 등급에 따라 보험이 적용되는 범위나, 납부하는 보험료, 치료비의 본인부담금이 다르다.

기본적으로 중소기업보다 대기업에서 가입하는 보험의 보장 내역이 충실한 편이다. 보험료의 본인부담금을 높이면 보장 내

역이 충실한 등급을 선택할 수 있다. 상당히 복잡하다.

일본과 가장 크게 다른 점은 돈을 내면 최고의 의료 서비스를 받을 수 있고, 의료보험도 선택의 여지가 있다는 점이다.

고액의 치료를 받더라도 보장 범위가 큰 보험에 가입한 사람은 본인부담금이 많지 않다. 일본은 의료비의 본인부담금 상한선이 정해져 있는데, 미국도 이런 시스템이 존재해 상한선을 초과하는 의료비는 100% 보험으로 보장받을 수 있다.

한편, 직업이 없거나 소득이 낮은 개인사업자 또는 규모가 작은 회사에 근무하는 사람들은 대부분 민간보험을 들지 않는다. 따라서 전액 본인부담을 해야 하는데 병원비를 지불할 형편이 되지 않아서 병원에 못 가는 경우가 많다.

저소득층의 비만인 사람 중 고혈압이나 당뇨병에 걸린 사람이 많은데, 이들은 병원비를 낼 돈이 없어 병원도 못 가고 약도 사 먹지 못해 결국 일찍 죽는다. 이는 사회적으로도 문제가 되고 있는 부분이다.

한국의 본인부담상한제란 연간 본인부담금(비급여, 선별급여 등을 제외하고 환자 본인이 부담하는 의료비) 총액이 개인별 상한금액(2024년 기준 소득에 따라 87만~808만 원)을 초과하는 경우, 초과 금액을 국민건강보험공단이 부담하여 가입자·피부양자에게 돌려주는 제도다.

## 가장 치료를 잘하는 병원 순위

　미국의 의료제도는 굉장히 복잡하다. 그에 비해 일본의 의료제도는 의료비만 보면 굉장히 단순하다. 어느 병원에서 치료받든 진료비가 똑같다.

　미국은 어떤 의료 서비스를 받느냐에 따라 진료비에 큰 차이가 있다. 개인이 가입한 의료보험에 따라서도 다르지만, 원하면 본인부담금을 늘려 고도의 의료 서비스를 받을 수도 있다.

　미국에는 비싼 의료보험에 가입하는 계층이 있다. 그들은 고액의 보험료를 내기 때문에 어떤 병에 걸렸을 때 어느 병원에서 치료받으면 좋은지 알고 싶어 한다.

그들의 요구에 응해 미국에는 어떤 질병은 어떤 병원이 가장 치료를 잘하는지 병원 순위를 알려주는 잡지가 매년 발행되고 있다.

그중에서도 《U. S. 뉴스 앤드 월드 리포트(U. S. News & World Report)》가 발행하는 책이 매년 베스트셀러다. 최근에는 홈페이지에도 순위를 올리고 있다.

이를테면 당뇨병 치료는 어느 병원이 제일 좋은지, 심장병 치료는 어디가 좋은지와 같이 질병별 병원 순위를 소개한다.

미국인의 사망 원인 1위는 심장병이다. 특히 심근경색으로 사망하는 사람이 많기 때문에, 심장이 안 좋을 때 어느 병원으로 가야 하는지가 매우 중요하다.

미국에서 심장병 치료를 가장 잘하는 병원은 클리블랜드 클리닉(Cleveland Clinic)이다. 오하이오주에 있는 대형병원인데, 대도시가 아닌 클리블랜드라는 지방도시에 있다.

미국에서 가장 잘하는 병원이라면 전 세계에서 가장 잘하는 병원이라는 뜻이다. 전 세계의 부자들이 심장병 치료를 위해 이 병원을 찾는다. 나도 이 병원으로 연수를 다녀온 적이 있다. 당시 병원에 근무하던 의사들은 미국 1위의 자리를 유지하기 위해 엄청난 노력을 기울였다.

최신 의료기기를 도입하고, 의사와 간호사 등 의료진의 수준을 최고로 높이기 위해 다방면으로 노력하고 있다. 이 병원은

2022~2023년에 조사한 최신 순위에서도 1위를 유지했다.

《U. S. 뉴스 앤드 월드 리포트》는 몇십 년 전부터 해마다 대표적인 병을 잘 치료하는 '베스트 병원'을 발표하고 있다. 독자들의 이해를 돕기 위해 열 가지 항목의 기준을 설정해 신뢰도가 높다.

따라서 병원과 의사들도 이 순위를 신경 쓸 수밖에 없다. 조금이라도 상위에 오르기 위해 나날이 연구에 힘쓰고 있다.

## 병원과 의사도
## 미슐랭 등급이 있다면?

유감스럽지만 일본에는 미국처럼 대규모 조사를 실시해, 많은 이들이 신뢰할 만한 순위를 제공하는 책이 존재하지 않는다. 독자 입장에서는 유익한 정보를 얻을 수 없고, 병원과 의사들도 노력할 만한 목표가 없는 셈이다.

신뢰할 만한 근거를 바탕으로 병원 순위를 공개하면 병원과 의사도 좋은 평가를 받기 위해 자연스럽게 노력하고 경쟁한다.

이를테면 내가 졸업한 홋카이도대학병원이 '폐암 수술 1위'라는 평가를 받으면 전국에서 수술받으려는 환자들이 몰려들 것이다. 그렇게 되면 홋카이도대학병원은 수익이 늘어 설비나 인재에 투자할 수 있기 때문에 점점 좋아진다.

또한 홋카이도대학 의학부에 진학하려는 우수한 학생들이 늘어나 의대의 수준도 올라간다.

어떤 분야든 마찬가지지만 경쟁 원리는 업계를 발전시키는 큰 동력이 된다. 레스토랑 업계도 미슐랭이라는 신뢰받는 등급 덕분에 요리사들이 치열하게 경쟁한다.

병원도 등급을 매길 필요가 있다. 질병에 따라 어느 병원에서 치료받으면 좋은지 명확히 표시한 순위가 공개되길 바란다. 환자들은 그 정보를 살펴보며 어느 병원에 갈지 정할 수 있다. 미국처럼 많은 이들이 신뢰하는 병원 순위가 있으면 환자들이 의사를 선택하기가 훨씬 쉬워질 것이다.

# 건강보험제도가 치료를 방해한다

당뇨병 전문의인 나는 자유진료(비급여)로 환자들을 진찰한다. 자유진료란, 국민건강보험이나 기업건강보험 같은 일반적인 공적의료보험 대상이 아닌 의료를 총칭하는 말이다.

자유진료에는 아직 보험이 적용되지 않는 최신 치료, 질병의

> 일본에서 말하는 자유진료는 비급여(비보험)로, 한국은 급여와 비급여를 섞어서 받을 수 있지만, 일본은 원칙적으로 혼합진료가 금지되어 있다. 예를 들어 급여와 비급여를 병행하면 진료비 전체가 비급여 처리되어 100% 본인부담을 해야 한다.

발견이나 예방을 위해 받는 건강검진 또는 백신 접종, 임플란트처럼 환자가 원해서 받는 치과 치료 같은 것이 포함된다.

공적의료보험의 지원을 받지 못하기 때문에 진료비 전액을 본인이 부담해야 한다. 반면 공적의료보험이 적용되는 진료를 받을 때는 수입에 따라 치료비나 약값의 10~30%(한국의 경우 20~60%)만 부담하면 된다. 자유진료 비용이 비싸게 느껴지는 건 공적의료보험의 지원이 없기 때문이다.

환자에게는 금전적으로 부담되지만 나는 일부러 자유진료를 택했다. 보험 적용 대상인 일반적인 치료로는 고칠 수 없는 많은 당뇨병 환자들을 살리기 위해서다.

당뇨병은 혈중 포도당 농도가 높은 상태가 지속되는 병으로, 당뇨병 자체가 직접적인 사인이 되지는 않는다. 다만 건강한 사람보다 암, 심근경색, 뇌졸중, 폐렴, 치매 같은 병에 걸릴 위험이 매우 높다.

또한 당뇨병의 합병증 중 하나인 당뇨병성 신장질환은 만성 신부전으로 악화되기도 한다. 당뇨병성 신장질환으로 인공투석을 받는 환자는 약 1만 6천 명에 달하는데, 인공투석을 받는 원인 1위다.(일본투석의학회 조사) 인공투석이란 신부전(신장 기능이 떨어져 소변과 함께 배설되어야 할 노폐물이 혈액 중에 남는 것)에 걸렸을 때 받는 치료로 주 3회, 4~5시간 동안 혈액을 체외로 뽑아서 노폐물을 걸러내고 다시 체내로 돌려보낸다.

인공투석은 한번 시작하면 그만둘 수 없다. 평생 해야 하는 치료로 환자에게 부담이 크다.

나는 어떻게 하면 환자들이 인공투석을 피할 수 있을지 45년 동안 연구해왔다. 그중 5년 동안은 미국에서 관련 연구를 했다. 그 덕분에 이미 늦어서 더 이상 손쓸 수 없다고 판정한 당뇨병 환자도 나을 수 있는 치료법을 개발했다.

그런데 그 치료를 받으려면 현재 일본의 공적의료보험에서 인정하지 않는 특수한 검사와 약이 필요하다.

이를테면 대학병원에서 1년 안에 인공투석을 시작해야 한다는 진단을 받은 당뇨병 환자에게 나는 혈압약을 중심으로 24종류의 약을 처방한다.

물론 공적의료보험 대상으로 이루어지는 진료에서는 이렇게 많은 약을 처방할 수 없다. 자유진료이기 때문에 가능한 일이다. 그 환자는 우리 클리닉에서 진찰받고, 인공투석 없이 현재도 건강하게 잘 살고 있다.

우리 병원에 다니는 환자 중에는 이런 분들이 적지 않다. 자유진료이기 때문에 다른 병원보다 비싸지만, 인공투석을 안 해도 된다고 하면 망설임 없이 치료를 시작한다. 그만큼 환자에게 인공투석은 두렵고, 가능하면 피하고 싶은 일이다.

다른 병원에서 "인공투석을 피할 수 없다"는 선고를 받고 침울해져 있는 환자에게 "괜찮습니다. 저한테 맡겨주시면 인공투석 없이 고쳐드리겠습니다"라고 하면 다들 진심으로 기뻐한다. 그중에는 눈물을 흘린 사람도 있다.

　환자들을 인공투석에서 구해낸 일은 환자의 기쁨이자, 나의 기쁨이기도 하다. 앞으로 한 사람이라도 더 인공투석으로부터 구하고 싶은 마음으로 매일매일 정진하고 있다.

## 낡은 방식으로는 건강을 지킬 수 없다

'일본투석의학회 조사'에 따르면 2021년 말 기준으로 대략 35만 명이 인공투석을 받고 있으며, 매년 4만 명이 새로 인공투석을 받기 시작한다. 인공투석을 받는 환자 중 매년 3만 명 이상이 안타깝게 목숨을 잃었고, 2021년에는 3만 5천 명 이상이 세상을 떠났다.

무려 350명 중 한 명이 인공투석을 받고 있으며, 지금도 그 수는 늘고 있다.

당뇨병으로 인한 신장병은 초기에 발견하면 나을 수 있다. 우리 병원에서는 환자의 신장 기능을 확인하기 위해 알부민뇨 검사를 한다. 알부민은 혈액 내에 있어야 하는 단백질인데, 신장이 손상되면 혈액 속 알부민이 소변으로 빠져나오므로 알부민뇨 검사를 하면 신장병을 조기에 발견할 수 있다.

일반적으로 신장병을 검사할 때는 혈중 크레아티닌 수치를 측정할 뿐 알부민뇨 검사는 하지 않는다.

검사 결과, 혈중 크레아티닌 수치가 높다면 신장 기능은 이미 상당히 저하된 상태다. 이상 수치가 나왔다면 빠르면 1~2년 안에 인공투석을 시작해야 한다. 즉, 혈중 크레아티닌 수치에 이상이 나타나면 이미 인공투석이 임박했거나 피할 수 없는 상태인 셈이다. 요컨대 손을 쓸 수 없는 상황이다.

한편 알부민뇨 검사를 하면 크레아티닌 검사보다 더 빨리 이상 상태를 파악할 수 있다.

당뇨병 치료 중인데 정기검사 항목에 알부민뇨 검사가 없다면 그 의사에게 계속 진찰받는 건 위험하다. 수명이 단축될 수 있다.

실제로 이런 경우는 흔히 일어난다. 혈중 크레아티닌 검사만 하다가, 수치에 이상이 나왔을 때는 이미 때를 놓친 뒤여서 인공투석을 피할 수 없는 환자들이 속출하고 있다.

이런 사례는 다른 병을 앓는 환자 중에도 많다.

최근 고령자에게 많이 나타나는 골다공증에 효과가 좋은 약이 개발되었다. 이 약을 6개월에 한 번 주사하면 극적으로 상태가 좋아진다. 이 약을 주사할 때는 칼슘의 흡수를 촉진하는 비타민D 복용이 필수다.

후생노동성은 이 약을 주사할 때 비타민D 처방과 6개월 뒤 뼈의 상태를 확인하는 검사를 의무화했다. 재검사를 하는 이유는 약이 효과가 있는지 확인하기 위해서다.

이와 같이 당뇨병 환자나 신장 기능을 저하시키는 요인인 고혈압 환자의 알부민뇨 검사를 의무화하면 신장 기능 저하를 조기에 발견할 수 있고, 그만큼 인공투석 환자도 줄일 수 있다.

하루빨리 그런 날이 오기를 바라지만, 후생노동성의 방침을 기다리다가는 때를 놓치는 환자가 너무 많다. 인공투석을 하고 싶지 않다면 알부민뇨 검사를 해주는 병원이나 의사를 찾아가기를 적극 권한다.

최근에는 건강보험공단의 부담을 낮추기 위해 알부민뇨 수치를 측정하는 검사 키트를 당뇨병 환자에게 나눠주고 이상 수치가 나오면 치료 가능한 병원에 가도록 지원하는 기업도 늘고 있다.

한편 건강검진 중 바륨을 마시고 실시하는 엑스레이 검사는 꼭 필요한 검사가 아니다. 위암을 조기에 발견하려면 위내시경 검사가 필요한데, 아직도 바륨 검사를 하는 곳이 적지 않다. 바륨 검사만 하다가는 조기 발견은커녕 때를 놓칠 가능성도 있다.

낡은 방식으로는 건강을 지킬 수 없다. 새로운 의료 정보를 바탕으로 꼭 필요한 검사를 우선 받아야 한다. 그러기 위해서는 새로운 것을 배우고 새로운 기기를 도입하는 데 적극적인 병원과 의사를 찾아야 한다. 이 사실을 많은 사람들이 깨닫기를 바란다.

## 더 좋은 치료법이 있어도 권하지 않는 의사

　국민건강보험제도는 모든 국민에게 좋은 의료 서비스를 저렴하게 제공하는 매우 훌륭한 시스템이다. 하지만 이 훌륭한 제도에도 문제가 있다.
　의학이 진보할수록 고가의 약이나 의료기기도 증가하는데, 그 결과 의료비가 비싸진다.
　'다빈치'라는 수술 지원 로봇은 복강경이나 흉강경 수술에 사용하는 의료기기로 의사가 환자와 접촉 없이 수술하는, 이전에는 상상할 수 없었던 획기적인 하이테크 수술 시스템이다.
　수술을 집도하는 의사는 다빈치가 비추는 고해상도 3차원 이

미지를 3D모니터로 보면서 원격으로 로봇의 팔을 조작한다. 즉, 컴퓨터를 통해 의사의 손 움직임이 로봇에 전달되어 수술하는 방식이다.

3D모니터 화면은 사람의 눈으로 보는 것보다 선명하다. 줌 기능도 탑재되어 있고 수술 부위를 확대해서 볼 수도 있다. 팔도 서너 개나 달려 있어서 본인의 팔처럼 자유자재로 움직일 수 있다.

다빈치 수술은 상처가 작고 회복이 빠르고 수술 후 통증이 적으며, 수술 중 출혈이 적고 기능을 보전할 가능성이 높은 이점이 있다.

이는 내시경 수술의 이점과 같지만, 다빈치를 이용하면 기존 내시경으로는 어려웠던 수술을 할 수 있고, 환자의 몸에 부담이 적다. 또한 의사의 육체적, 신체적 부담이 적어 훨씬 정확한 수술을 할 수 있다.

2021년 데이터를 보면, 다빈치 로봇은 일본에 450대 이상 도입되었으며, 2018년 이후 수술 건수도 증가했다. 이는 공적의료보험이 적용되는 다빈치 수술이 증가했기 때문이다.

얼마 전까지만 해도 다빈치를 이용한 수술에는 거의 공적의료보험이 적용되지 않았다. 예를 들어 위암 수술에 다빈치를 이용하면 병원비는 전액 본인부담이었다. 우리 병원에 다니는 환자 중 다빈치 수술을 받은 사람이 있는데, 수술비가 300만 엔(약 3천만 원)가량 들었다고 한다.

그 환자는 로봇 수술을 극찬했다. "2주 동안 입원했는데 아프다는 생각은 거의 들지 않았어요. 최고의 실력을 지닌 의사에게 수술받은 셈이니, 300만 엔이 전혀 아깝지 않아요. 오히려 이런 훌륭한 수술을 받을 수 있어서 감사할 따름이죠"라고 말했다.

다빈치 수술은 장점이 많지만 아직은 원한다고 해서 다 받을 수 있는 것은 아니다.

다빈치는 기기 자체가 고가다. 기기를 들이려면 막대한 비용이 발생하기 때문에 장비를 갖춘 병원이 적고, 다빈치를 제대로 조작하는 기술을 갖춘 의사도 많지 않다.

게다가 환자에게 부담이 적은 수술이 있다는 사실을 병원에서 알려주지 않는 경우도 있고, 치료비가 너무 비싸서 받을 수 없는 경우도 있다.

병원에서 다빈치 수술이라는 선택지를 알려주지 않는 데는 나름의 사정이 있다. 의료는 공적인 서비스이지만 병원 경영을

한국은 다양한 수술에서 로봇 수술을 도입하고 있으나 건강보험 적용을 거의 받지 못해 환자의 부담이 크다.

위해서는 수익을 내야 한다. 그래서 보통 자기 병원에 다빈치가 없는 경우, 다빈치 수술을 받을 수 있는 다른 병원을 일부러 소개해주지 않는다.

실제로 더 좋은 치료법이 있어도 자기 병원에서 하지 않는데 굳이 환자에게 알려주는 경우는 흔치 않다.

다빈치 수술이 비싼 이유는 공적의료보험이 적용되는 경우가 그다지 많지 않기 때문이다. 다빈치를 도입한 병원에 다녀도 보험 적용이 안 되면 비용 부담으로 수술받기 어렵다.

보험 적용이 되는 다빈치 수술의 범위가 늘어나고 있는 것은 기쁜 소식이다. 다만 같은 병이라도 적용되는 경우와 적용되지 않는 경우가 있기 때문에 확인이 필요하다.

## 국민건강보험으로는 원하는 진료를 받을 수 없다?

　자유진료(비급여)는 의료 서비스를 제공하는 병원이나 의사가 비용을 설정하고 환자는 그 금액의 100%를 부담한다. 당연히 본인부담액이 적은 공적의료보험 진료(급여)보다 훨씬 비싼 비용을 지불한다.
　물론 공적의료보험으로 좋은 진료를 받을 수 있다면 더할 나위 없이 좋다. 과거에는 보험진료만으로도 좋은 진료를 받을 수 있어서 자유진료의 필요성을 주장하는 의사가 거의 없었다.
　하지만 의료기술이 나날이 발전해 이전에는 없던 목숨을 살릴 수 있는 새로운 약과 치료법이 개발되고 있다.

대표적인 것이 암 치료다. 이전에는 암에 걸리면 죽는다고 할 정도로 생사가 오가는 무서운 질병이었다.

최근에는 암 치료법도 진보해서 완치율이 급격히 높아지고 있다. 앞에서 소개한 다빈치 수술의 영향도 있고, 효과가 좋은 항암제도 개발되면서 더 이상 암은 죽음에 이르는 질병이 아니다.

특히 항암제는 눈부시게 발전해 암 환자의 생존율 향상에 큰 역할을 하고 있다. 예전에는 부작용이 심해 몸에 부담이 컸기 때문에 항암제는 독이다, 항암제 때문에 죽는다는 부정적인 인식이 컸다.

최근에는 핀포인트로 해당 암만 공격해 극적인 치료 효과를 내는 '분자표적약'이라는 새로운 항암제가 개발되었다. 하지만 이러한 신약은 공적의료보험이 적용되지 않는 경우가 많다.

이 치료법도 다빈치와 마찬가지로 어느 항암제가 적절한지 판단하기 위한 지식과 경험이 필요하다. 유럽이나 미국에서 암 치료는 약물요법을 전문으로 하는 종양내과 의사가 중심이 되어 치료를 진행한다.

하지만 일본은 종양내과 의사가 현저히 부족하다. 2019년 데이터에 따르면 미국의 종양내과 의사는 약 1만 7천 명인 데 반해 일본은 1,300명 정도로 10분의 1 이하 수준이다.

게다가 일본은 신약 승인까지 시간이 너무 오래 걸린다. 이는 일본 공적의료보험제도의 단점이기도 하다.

## 분자표적약의 구조

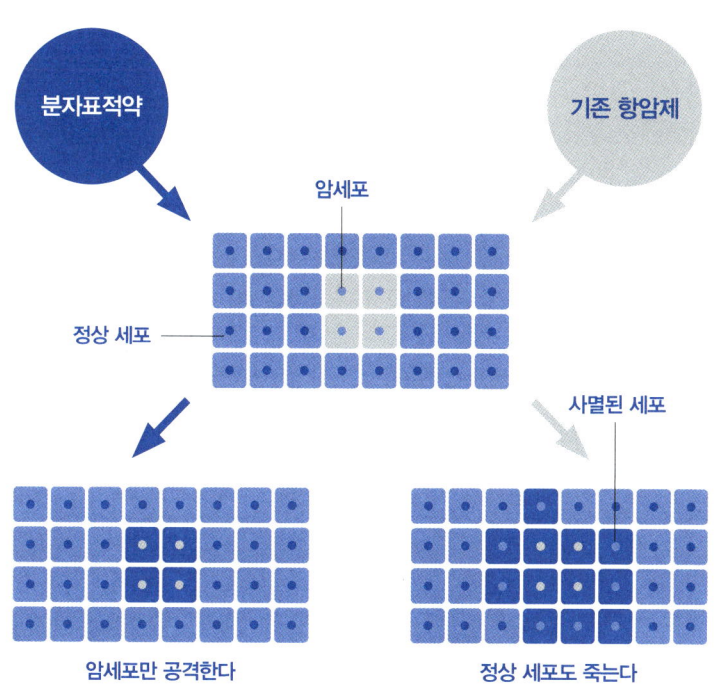

한국의 경우 분자표적약(표적항암제)의 건강보험 적용은 약제와 암의 종류에 따라 다르다. 2024년부터 폐암 치료에 사용되는 EGFR 변이 표적항암제에 건강보험이 적용되어 환자 부담이 연간 약 7,700만 원에서 350만 원 정도로 크게 감소했다.

## 신약을 바로 이용할 수 없는 딜레마

    기본적으로 신약이 개발되면 유효성과 안정성 데이터를 당국에 제출해 심사를 받는다. 해당 기관에서 데이터를 확인하고 '새로운 약으로 사용해도 좋다'라는 승인을 해줘야 의사가 약을 처방할 수 있다.

    이 승인을 받기까지는 몇 년이 걸린다. 유럽이나 미국에서 승인받아 효과가 입증된 약이라 해도 일본에서 사용하려면 일본 내 승인을 받아야 한다.

    물론 신약에는 리스크가 따른다. 유럽이나 미국에서 승인받았다고 해도 일본인한테는 안 맞을 수도 있다. 일본에서 유효성과 안정성을 확인한 뒤에 승인하는 절차는 필수다.

다만, 암과 싸우는 환자들은 승인받을 때까지 기다릴 수 없다. 환자 입장에서는 효과가 있다면 일본에서 승인받지 않은 약이라도 시도해보고 싶은 마음이 당연하다.

이런 경우 일반 약은 보험진료로 수납하고, 승인받지 않은 약만 본인 부담으로 수납하는 게 가장 이상적이다. 하지만 현실에서는 공적의료보험이 적용되는 진료와, 일반 약값을 포함해 전액 본인 부담으로(이 경우 상당한 비용이 든다) 승인받지 않은 약을 사용하는 진료 중 하나를 선택할 수 없다.

이 문제에 대해 한 환자가 "일본의 법이 잘못됐다"라며 소송을 한 적이 있다.

하지만 방법은 있다. 아직 승인받지 못한 약의 유효성이나 안정성을 확인하기 위해 실시하는 임상시험을 신청하는 것이다. 이 경우 치료비는 전액 무료다.

임상시험을 받기 위해서는 자신이 원하는 약의 임상시험을

한국에서 미승인 약물의 사용은 제한적으로 허용된다. 다른 치료 방법이 없는데 해당 약물이 효과가 있을 가능성이 높은 경우 보건 당국의 승인을 받아서 사용할 수 있다. 그 외에 임상시험에 참여하는 환자에게 제공될 수 있는데, 환자는 해당 약물을 사용할 수 있는 조건을 갖춰야 한다.

하는 병원을 찾아 그 병원에서 진료받아야 한다. 대학병원이나 도시에 위치한 대형병원에서 하는 경우가 많아 지방에 사는 경우 통원이 힘들 수 있다. 이처럼 임상시험도 제한된 사람만 받을 수 있다.

## 대형병원은 의사 마음대로 약을 고를 수 없다

　대형병원은 처방약도 회의로 결정하고, 그 병원에 등록된 약만 사용할 수 있다.
　나는 당뇨병 전문의이기 때문에 당뇨병에 효과가 좋은 신약이 나오면 약국에 가서 그 약을 들여와 달라고 부탁한다.
　그러면 약국에서는 "좋은 약이 계속 나오는 건 알지만, 지금 저희 약국에는 관리할 수 없을 정도로 약이 너무 많아요. 그 약을 가져오면 다른 약은 빼주세요. 그럼 새로운 약을 들여올 수 있어요"라고 말한다.
　내 입장에서는 전부 필요한 약이라 뺄 수가 없다. 이미 필요한 약만 최소한으로 처방하고 있다.

약국에 그렇게 전하면 "그럼 마키타 선생님이 말씀하신 신약은 보류하겠습니다"라고 말한다.

한 병원에서 모든 신약을 취급하는 건 불가능하기 때문에 제한할 필요는 있다. 아무래도 교통정리가 필요하다. 그래서 기존 약을 빼고 신약 위주로 검토해봤지만, 기존 약을 빼는 일도 그렇게 간단하지는 않다.

이를 원하지 않는 환자들이 있기 때문이다. 가장 큰 이유는 비용 때문이다. 신약은 아무래도 비싸다. 환자들은 진료비가 올라가는 것에 민감하다. 이를테면 기존 약이 1정에 10엔이라면 신약은 1정에 500엔 정도 한다. 금액 차이가 크기 때문에 의사가 아무리 신약이 좋다고 해도 "기존에 복용하던 약으로 처방해주세요"라고 말하는 환자들이 있다.

좋은 약이라고 해서 모든 환자가 원하는 건 아니지만, 효과가 좋은 약을 원하는 환자도 있다. 그사이 의사로서 갈등이 생기는 건 피할 수 없는 일이다. 많은 의사들이 고민하는 부분이다.

## 의사들이 갖춰야 할 직업의식

나는 대학에서 젊은 의사와 학생들을 가르치고 있다. 내 경험상 의사들의 인간성이 좋으냐 하면 그렇지도 않다. 오히려 그 반대인 경우가 더 많다.

의사들은 어릴 때부터 공부를 잘했기에 좌절을 겪어본 적이 없다. 이런 사람들은 다른 사람들의 기분을 헤아리기 어렵다. '의사가 되면 수입이 안정적'이라는 생각에 의학부를 택하거나, 부모가 의사인 경우도 많다. 고생을 모르고 자라다 보니 다른 사람을 배려할 줄 모르는 사람들도 많은 것이 사실이다.

주위 사람들이 그들의 비위를 맞춰주다 보니 그렇게 된 것일

지도 모른다. 대학에서 학부생을 가르쳐본 경험에서 나온 개인적인 생각이다.

의대에 입학하는 순간 주위의 시선과 태도가 달라진다. 부모의 눈에는 의대에 합격한 자랑스러운 자식일 테고, 친척들은 하나같이 "우리 OO가 의대에 합격했구나. 훌륭한 의사가 되어라"라고 추켜세운다.

그리고 진짜 의사가 되면 주위의 시선은 더 달라진다. 의사가 되면 인기가 급상승한다. 일반적으로 의사란 '훌륭한 직업'이고 고액의 수입을 안정적으로 벌 수 있다고 생각하기 때문이다.

이처럼 세간의 평가가 높다 보니 의사들은 자기도 모르게 우쭐대는 태도와 강경한 자세를 취하는지도 모른다.

최근에는 여성들한테도 의대의 인기가 높다. 다른 직업에 비해 의사들의 세계에서는 남녀 차별이 그다지 크지 않다. 남성이든 여성이든 같은 의사로서 급여 차이도 없다.

# 슬기로운
# 전공의 생활

　의사는 수입도 많고 환자들에게 존경받는 좋은 직업이라고 생각할지도 모른다. 하지만 대부분의 의사는 잠자는 시간까지 쪼개가며 일해야 하는 현실에 처해 있다.

　의사로서 제일 바쁜 시기는 의학부 졸업 후 연수 기간이다. 이 시기를 전공의(인턴, 레지던트)라고 부르는데, 다양한 진료과를 돌면서 임상 현장에서 경험을 쌓으며 의사로서 갖춰야 할 기본적인 것들을 익힌다.

　의학부를 졸업하고 의사국가시험에 합격해 의사 면허를 취득해도 의사로서 경험은 '제로(0)'이다. 그렇기 때문에 현장에서 다양한 치료와 검사 경험을 쌓아야 한다.

 내과라면 외래진료 보는 법, 혈액검사 결과를 보는 법, 내시경 취급법, 간호사에게 지시하는 법, 약 처방법 등을 알아야 한다. 외과라면 수술 방법, 수술 후 관리 방법, 환자에게 설명하는 방법을 알아야 한다. 그 외에도 심근경색으로 실려 온 환자의 응급처치를 비롯한 응급의료나 고령자를 중심으로 진찰하는 지역의료 등 배워야 할 것들이 너무도 많다.

 현재 의료계는 전문 분야가 세분화되어 있다. 내과만 해도 순환기내과, 당뇨병내과, 소화기내과, 호흡기내과 등 다양한 진료과가 있다. 외과도 마찬가지로 소화기외과, 심장외과, 정형외과 등 다수의 진료과가 있다.

 연수 기간에는 기본적으로 중요한 내과 진료와 응급 상황을 경험하고 진료의 기본을 배운다. 이 기간에 의사들은 살인적인 스케줄을 소화해야 한다. 실제 전공의 중 과로사하는 경우도 종종 있다.

 전공의들은 한밤중에 구급차로 실려 온 응급 환자나 입원 병동에서 밤새 상태가 급변하는 환자의 치료를 도맡아 한다. 병원 측에서도 필요한 일이고, 전공의 측에서도 응급의료나 긴급 처치를 배울 수 있기에 서로의 요구가 맞아떨어진 셈이다. 업무가 과다하지만 전공의들도 의사로서 성장하는 데 필요하기에 힘들어도 참고 견딘다.

하지만 전문의가 되어도 바쁘기는 마찬가지다. 내과든 외과든 주 1~2회 정도 외래환자 진료를 봐야 한다. 외과는 수술하는 날도 있고, 환자에게 수술에 대해 설명할 시간도 필요하다. 게다가 입원 환자 치료도 해야 한다.

시간이 많이 소요되는 회의도 빼놓을 수 없다. 기업과 마찬가지로 병원을 원활하게 운영하려면 다양한 회의가 필요하다. 특히 대학병원은 꽤 많은 회의가 열린다.

이처럼 고용되어 일하는 전문의, 특히 대학병원이나 국공립병원 같은 대형병원에서 근무하는 의사들은 잠잘 시간을 쪼개가며 감당할 수 없을 정도로 많은 업무에 쫓기고 있다.

결국 그 여파는 환자에게 미친다. 대학병원의 1인당 진찰 시간이 짧은 것도 이 때문이다.

# 개업의와 봉직의, 누가 더 경쟁력 있을까?

개업의란 스스로 병원을 경영하는 의사를 말한다. 즉, 의사이기도 하고 경영자이기도 하다. 이익을 내서 병원 경영이 안정되면 수입도 늘기 때문에 돈을 많이 벌 수 있다는 동기부여가 있다. 반면 봉직의는 병원에서 일정한 월급을 받으며 일하기 때문에 그런 동기부여가 없다.

나도 대학병원에 근무할 때는 환자를 늘린다든가 이익을 낼 마음이 전혀 없었다. 오히려 외래진료를 할 때는 환자가 많이 오면 힘들기 때문에 마음속으로 '오늘은 환자가 좀 덜 오면 좋겠다'라고 생각한 적도 있다.

하지만 병원을 개업하면 마음이 180도 달라진다. 환자가 한 명이라도 더 오면 좋겠다는 마음이 절실하다.

병원을 개업하려면 돈이 많이 든다. 보통 대출을 받아 개업하기 때문에 돈을 갚지 못하면 큰 문제가 된다. 개업 당시에는 어떻게든 환자를 늘려보려고 쉬는 시간에도 가만히 있지 않고 "당뇨병 전문병원을 개업했습니다. 환자가 있으면 소개 좀 부탁드려요"라며 영업을 뛰기도 했다. 봉직의 때는 생각도 못 한 일이다.

개업해서 개인사업자가 되면 돈에 대한 생각이 달라진다. 그에 따라 환자를 대하는 태도도 달라진다. 그야말로 환자가 고객이니 이전보다 훨씬 정중하게 대하려고 애쓴다. 환자의 불안감을 해소해주고, 양호한 관계를 구축해 다음에도 내원해주기를 바라는 마음이다. 다른 개업의도 마찬가지일 것이다.

동네 작은 병원 의사보다 대학병원 같은 큰 병원의 의사가 더 뛰어나다고 생각하는 사람도 있다. 하지만 현실은 전혀 그렇지 않다. 대형병원 의사의 의료 실수 리스크가 훨씬 크다.

큰 병원일수록 회의 같은 일이 많아 업무에 쫓기고, 전공의도 업무가 과도하다 보니 실수가 많다.

한편 개업의는 본인의 실력에 자신 있어야 병원을 운영할 수 있다. 게다가 병원의 경영과 직결되는 문제이기 때문에 작은 실수도 없도록 최선을 다해 임한다. 하지만 대형병원 봉직의들은 이런 생각을 하지 않는다. 둘 다 환자의 목숨을 담보로 하지만, 개업의는 실수하는 순간 병원 문을 닫아야 한다. 즉, 배수진을 친 셈이다. 봉직의와 개업의의 가장 큰 차이점이다.

다만 부모의 개인병원을 물려받은 봉직의는 빚이 없기 때문에 꼭 그렇다고 단언할 수는 없다. 병원을 이어받은 의사의 사고방식과 노력하는 자세에 따라 다르다.

또한 전문 분야에 따라서도 다르다. 수술 시설이 필요한 외과 의사는 독립하기 힘들기 때문에 끊임없이 노력하는 봉직의가 좋은 외과의사라 할 수 있다.

## 몸도 마음도
## 지친 의사는 피하라

    2020년 기준으로 일본의 의사 수는 역대 최고치인 약 34만 명을 기록했다. 의사가 부족하다고 하지만 의사 수는 꾸준히 늘었다. 또한 남성이 77%, 여성이 23%로 여의사도 많이 늘었다.

    이 중 개인병원을 개업한 의사는 7만 명이 넘는다. 개업의가 많게 느껴지지만 사실은 소수에 불과하다. 의사 다섯 명 중 한 명만 개업한 셈이다.

    그렇다고 의사들이 개업을 기피하는 것은 아니다. 오히려 대학병원이나 국공립병원의 봉직의들은 너무 바쁘고 피곤해서 이제 그만하고 싶어 하는 의사들이 생각보다 많다.

실제로 개업하는 의사 중에는 병원 근무에 지쳐서 "이런 생활은 더 이상 못 하겠다"라는 경우가 많다. 봉직의보다 개업의가 적은 이유는 돈이 많이 들고, 대출을 받아야 하기 때문이다.

나도 그렇게 했지만, 빌딩 사무실 한 칸을 빌려서 개업하는 것이 가장 돈이 안 드는 방법이다. 그래도 의료기기를 들이려면 대략 5,000만~8,000만 엔은 든다. 지방도시에서 자주 보이는 자택과 병원이 같이 있는 건물을 짓고 주차 공간을 확보해서 개업하면 1억~2억 엔 정도 든다.

개업 자금을 은행에서 빌리면 막대한 빚을 떠안게 된다. 그래서 보통 의사들은 혹시라도 잘 안 되면 빚더미에 앉을까 봐 개업을 망설인다. 또한 은행도 개업해서 성공할 가망이 보이지 않으면 돈을 빌려주지 않는다.

병원 내 인간관계에서 해방되고 싶어서 개업하는 의사도 적지 않다.

의사뿐만 아니라 조직에 속해 있다 보면 인간관계에 대한 고민이 늘 따라붙는다. "일할 때 인간관계로 고생하는 것에 대한 보상으로 월급을 받는다고 생각하라"라는 말이 있을 정도다.

의사도 마찬가지로 인간관계에서 힘든 부분이 있다. 특히 의사들은 장인 성향이 있어서 까다롭고 완고하고 좀 괴팍한 사람이 많은 편이다. 협동심이 부족한 만큼 의사들의 인간관계는 쉽지 않다.

또한 의사들은 선후배 관계가 엄격해서 인간관계에 불만이 쌓이기 쉽다. 이런 여건에서 벗어나고 싶어서 개업하는 의사도 있다.

번아웃 증후군에 빠진 의사들이 적지 않은데 인간관계에서 오는 스트레스 때문인 경우가 많다. 이외에도 일명 진상 환자(폭언을 퍼붓거나 불합리한 요구를 하는 환자)를 견디다 못해 번아웃에 빠지기도 한다.

2014년 연구 보고에 따르면 의사 중 특히 바쁜, 뇌졸중 환자를 진료하는 뇌신경과 전문의는 장시간 노동과 수면 부족 등이 이어지면서 번아웃 증후군에 빠지는 경우가 많다고 한다. 그 수치가 회사원이나 공무원보다 훨씬 높은 것으로 보아 의사라는 직업이 쉽지 않음을 알 수 있다.

환자들도 병원이나 의사에게 불만이 있지만 의사들도 열악한 환경에서 일하고 있다. 의사들의 정신적, 육체적 피로는 고스란히 환자에게 영향을 미친다. 환자들이 더 나은 의료 서비스를 받기 위해서는 의사의 자질뿐 아니라 병원의 시스템과 제도 개선도 필요한 부분이다.

**에필로그**

# 환자를 살리고 싶은 의사

  이 책을 읽고 병원과 의사를 잘 찾는 것이 얼마나 중요한 일인지 깨달았기를 바란다.
  현재 다니고 있는 병원의 의사가 훌륭하다면 그 의사에게 계속 진찰받으면 된다. 그렇지 않다면 단념하고 의사를 바꾸기를 권한다. 그건 절대 잘못된 행동이 아니다.
  성의가 없고 환자를 진지하게 대하지 않거나 의욕이 없는 의사에게 진찰받는 것은 목숨을 단축시키는 일이다.
  현재 다니고 있는 병원 의사의 전공 분야가 자신의 병과 맞지 않다면 그것도 미래에 위험 요소가 될 수 있다.

병원을 옮길 용기를 가져야 한다.

자신의 병을 전문으로 진료하는 의사는 반드시 근처에 있다. 환자를 진심으로 대하고 매일매일 열심히 노력하는 의사들도 많다.

최고의 기술을 지닌 의사들은 인격도 훌륭하고 사람들에게 존경받는다. 이는 매일매일 노력하는 자세에서도 드러난다. 의사 중에는 이상한 사람도 있지만 훌륭한 사람도 많다. 그 바탕에 '환자를 살리고 싶다'는 마음이 있기 때문이다.

그런 의사를 선택하길 바란다.

주치의를 자주 바꾸는 것을 '닥터 쇼핑'이라고 하는데 의사를 선택하는 일은 그것과 전혀 다르다. 닥터 쇼핑(의료 쇼핑)은 아무 생각 없이 닥치는 대로 병원에 다니는 것을 말한다. 자기 나름대로 조사해서 좋다고 판단한 의사에게 진찰받는 것은 닥터 쇼핑이 아니다.

의사를 바꾸는 일은 쉽지 않다. 이미 대형병원에 다니고 있다면 담당의 변경을 고려할 수도 있지만, 그다지 좋은 방법이 아니다. 그럴 때는 병원 자체를 바꾸는 것이 낫다.

현재 다니고 있는 병원의 의사가 마음에 안 들어서 병원을 바꾸려고 해도 어디가 좋은지 모르겠다고 하는 사람들이 많다. 그래도 포기하지 않고 찾다 보면 좋은 의사를 만날 수 있다.

분명 가까운 곳에 명의가 있다. 환자를 진심으로 대하고, 최신 의료 정보를 찾아보며 공부를 게을리하지 않는 믿을 만한 의사는 전국에 있다.

  우선 정보를 찾아보고 마음에 드는 병원에서 진찰을 받아본다. 이것이 좋은 병원, 좋은 의사를 찾는 첫걸음이다.

  환자력을 올리면 반드시 명의를 만날 수 있다. 믿을 만한 명의를 발견하면 걱정 없이 건강하게 오래 살 수 있다.

  이 책이 좋은 병원, 좋은 의사를 찾는 데 도움이 되길 바란다.

## 의사를 선택하는 22가지 방법

**초판 1쇄 인쇄** 2025년 6월 25일
**초판 1쇄 발행** 2025년 6월 30일

**지은이** 마키타 젠지
**옮긴이** 송수진
**감수** 장항석
**펴낸이** 신경렬

**상무** 강용구
**기획편집부** 이다희 신유미
**마케팅** 최성은
**디자인** 굿베러베스트
**경영기획** 김정숙 김윤하

**편집** 추지영

**펴낸곳** (주)더난콘텐츠그룹
**출판등록** 2011년 6월 2일 제2011-000158호
**주소** 04043 서울시 마포구 양화로12길 16, 7층(서교동, 더난빌딩)
**전화** (02)325-2525 | **팩스** (02)325-9007
**이메일** editor1@thenanbiz.com | **홈페이지** www.thenanbiz.com

ISBN 979-11-93785-34-8 03510

- 이 책 내용의 전부 또는 일부를 재사용하려면 반드시 저작권자와 (주)더난콘텐츠그룹 양측의 서면에 의한 동의를 받아야 합니다.
- 잘못 만들어진 책은 구입하신 서점에서 교환해 드립니다.